Römpke

Yoga für gesunde Füße

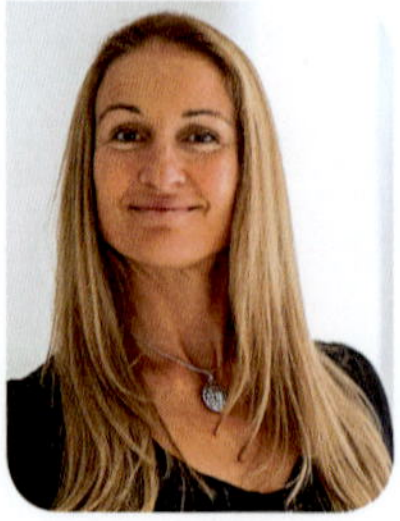

Patricia Römpke ist Expertin für Glück und Gesundheit ohne Nebenwirkungen. Sie arbeitet mit den vier Säulen Schmerztherapie, Psychologie, Ernährung und Bewegung. Ihre ersten Yoga-Inspirationen sammelte sie bereits als Jugendliche auf Ibiza auf verschiedenen Retreats. Heute ist sie Yogalehrerin und -ausbilderin (RYT 200 Yoga Alliance), Pilates- und Fitness-Trainerin, gefragte Speakerin, zertifizierte Gesundheitspädagogin, Firmen-Gesundheitsmanagerin und LNB-Schmerztherapeutin. Als sie sich zum Wohle ihrer Familie aus großen internationalen Projekten zurückzog, wurde das Schreiben vom Hobby zu ihrer Leidenschaft. Daraus sind bereits zahlreiche Bücher und Hörbücher entstanden. Die gebürtige Stuttgarterin lebt mit ihrer Familie am Stadtrand von Heidelberg. Mehr erfahren Sie unter:
http://patricia-roempke.com oder
http://youtube.com/user/CardYoTV,
http://instagram.com/patricia_roempke/,
http://facebook.com/PatriciaRoempke/

Patricia Römpke

Yoga für gesunde Füße

Asanas gegen Hallux, Fersensporn & Co.

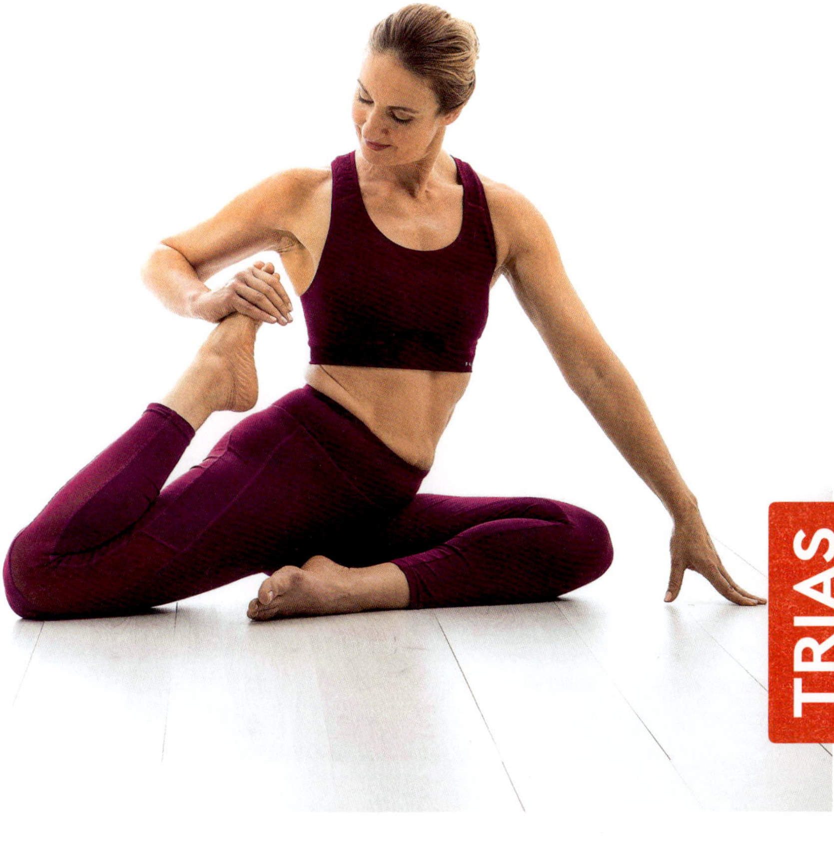

TRIAS

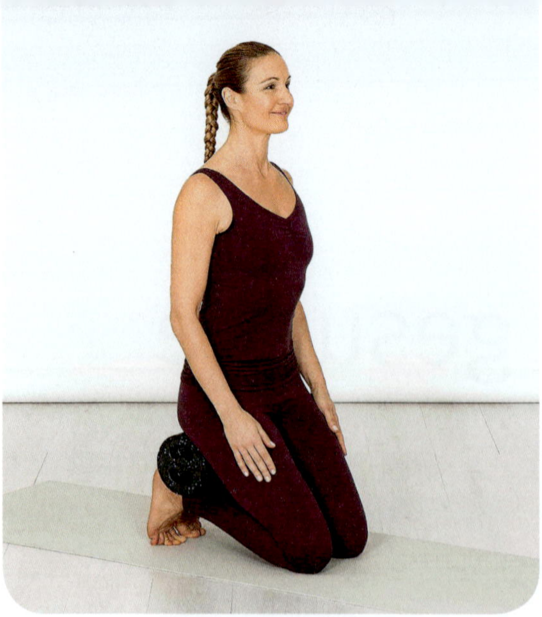

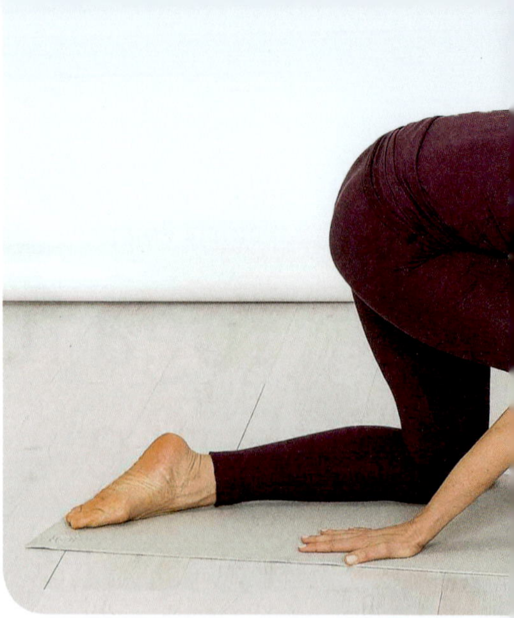

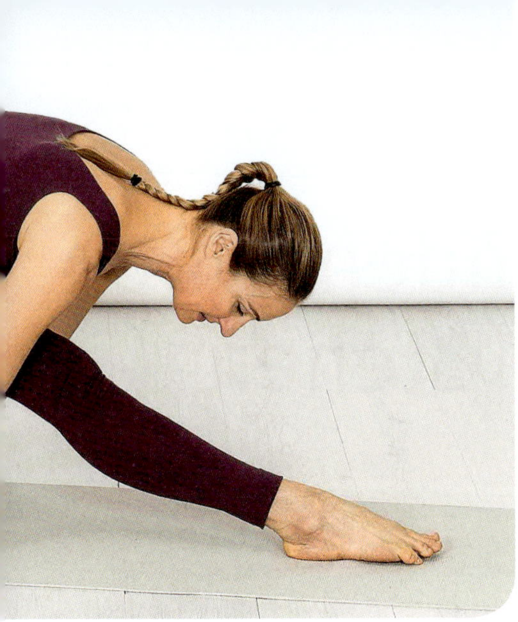 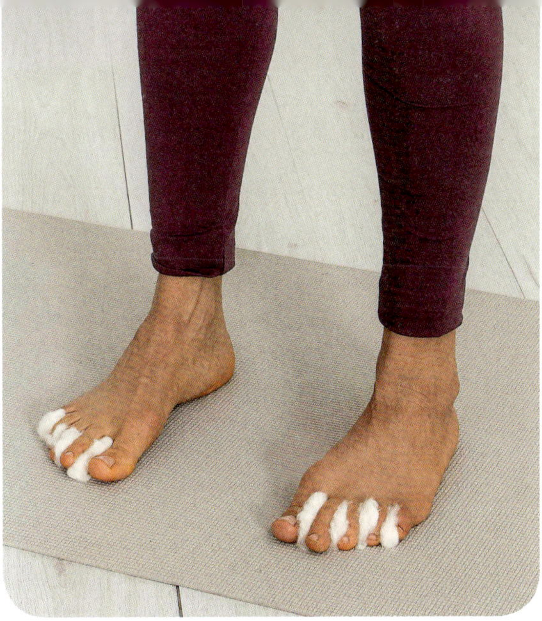

Exkurse

Mit gesunden Füßen im Leben stehen

Als Kind schlug mein Herz für rhythmische Sportgymnastik. In den ersten Jahren waren wir zu meinem Glück fast nur barfuß in Aktion und haben unendlich viele Fußübungen in unser Training integriert. Körperkontrolle und Balance waren essenziell für eine Goldmedaille bei den balearischen Meisterschaften. Parallel zum Leistungssport praktizierte ich Yoga, was mir auch sehr guttat. Als ich mich vom Leistungssport verabschiedete, war dies zunächst auch das Ende meiner Yogaübungen. Später ließ ich mich zur Fitnesstrainerin ausbilden und arbeitete mit Gewichten und an Geräten. Das Ergebnis war, dass sich mein junger dynamischer Körper in ein steifes massiges Muskelpaket verwandelte. Ich verbrachte täglich Stunden beim Training auf der Suche nach dem Wohlbefinden, das ich so nie wirklich erreichen konnte. Ich fühlte mich unwohl und langweilte mich dabei fürchterlich. Ein Bandscheibenvorfall bedeutete schließlich das Aus in diesem Beruf. Später entdeckte ich Pilates für mich und spürte schnell, wie meine innere Stärke, nach der ich mich so lange gesehnt hatte, wieder zum Vorschein kam. Die Pilatesimpulse führten mich rasch zu meinem bis dato vernachlässigten Yoga. Mir wurde bewusst, wie schön beide Trainingsmethoden miteinander harmonieren. In all den Jahren habe ich mich mit Yoga und dessen Philosophie, der östlichen Gesundheitslehre, der Ostheopressur mit und ohne Hilfsmittel sowie der Heilpraktik beschäftigt. Ich konnte in Verbindung mit den Bewegungseinschränkungen meiner Schüler und meiner eigenen Arbeit erleben, wie ich den Körper immer besser verstand und was helfen konnte. Und ich erkannte: Viele Herausforderungen, die sich im gesamten Körper spiegeln, finden ihren Ursprung am Fundament des Körpers, an den Füßen.

Wenn Ihre Schuhsohlen, so wie bei mir, in der Kindheit schief abgelaufen sind, verliert Ihr Fußgewölbe den Halt, das Fersenbein knickt nach innen ein und die Beinstatik geht verloren. Wenn man älter ist, kann es passieren, dass sich das Knie verdreht und ungünstige Belastungen zu Kniebeschwerden oder Rückenproblemen führen. Viele meiner Kursteilnehmer kommen zu mir mit der Diagnose einer unterschiedlichen Beinlänge. Häufig wird dies durch einseitige Fehlhaltungen bedingt und führt dazu, dass das Becken schief steht. Viele derartige Fehlstellungen können durch bewusste Praxis und Geduld stark reduziert werden. Sie können lernen, bewusst und achtsam in die eigene Hülle des Körpers einzutreten und die Wahrnehmung zu entwickeln, um eine präzise Bewegung zu erlernen und bewusst in den Alltag zu integrieren.

Unsere Füße spielen eine tragende Rolle in unserem Leben, auch wenn wir ihnen oft nur eine kaum beachtete Nebenrolle zuweisen. Wir bewegen uns tagein und tagaus auf unseren Füßen, vergessen jedoch immer wieder gerne, dass sie es sind, die für unser Fundament, dem Adhara, sorgen. Aber im Sommer kann es schon mal vorkommen, dass man sich eine Pediküre gönnt. Ja, da tut sich etwas, der Fokus der Gesellschaft für die Füße wächst. In den Mittelpunkt geraten die Füße aber oft erst, wenn sie schmerzen. Und wenn die Füße schmerzen, verspannt sich der ganze Körper. Sie sind wie das Fundament einer Pyramide. Stimmt mit dem Fundament etwas nicht, kann die komplette Pyramide schief stehen. Wenn wir unsere Füße wieder ins Rampenlicht zurückholen und sie wertschätzen, müssen wir nicht mehr mit Schmerzen leben.

Ein erster Schritt ist ein Blick auf die Schuhe. In der Yogapraxis gehen wir durchgehend barfuß. In den einbeinigen Balance-Übungen im Stand spüren wir, wie intensiv sich Gleichgewicht von den Zehen bis zur Ferse anfühlt. Wie angenehm der Hautkontakt mit dem Boden und die geistige Verwurzelung sind. Das bewusste Auftreten kann den ganzen Körper aufrichten. Gesellschaftliche Zwänge und die Temperaturen in Deutschland erlauben uns kaum, immer barfuß zu gehen. Aber es ist in der Tat gut möglich, Schuhe auszuwählen, die Freiraum schenken, sodass man die gelernten Techniken auch in den Alltag im Schuh integriert.

»Die Welt liegt uns zu Füßen« – pflegen Sie Ihre Füße und fördern Sie damit die Gesundheit Ihres ganzen Körpers.

Ihre Patricia Römpke

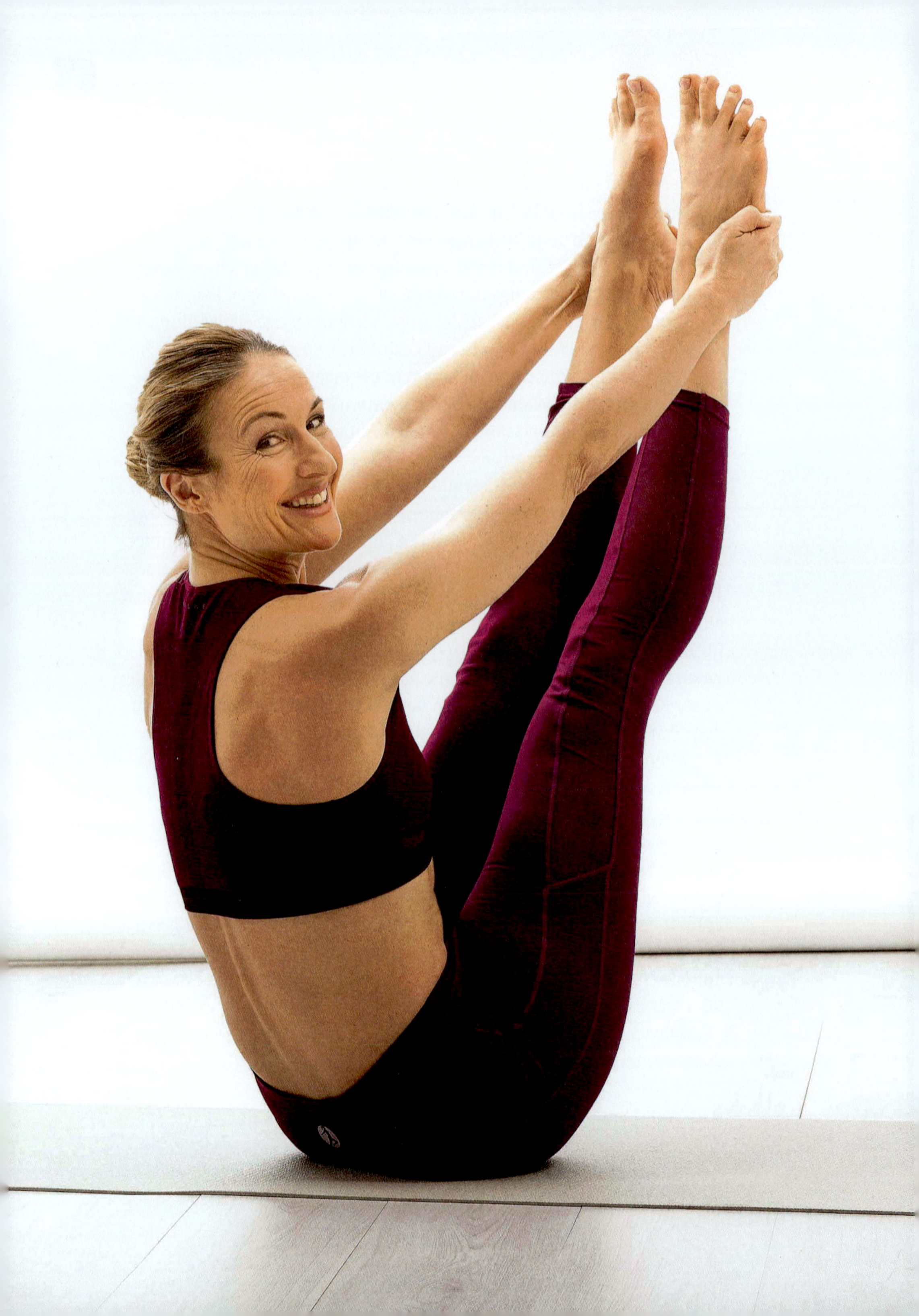

Alles rund um unsere Füße

Unsere Füße sind das Fundament des Körpers. Wir stehen darauf und bewegen uns mit ihnen fort. Sie geben uns Halt. Widmen wir ihnen mehr Aufmerksamkeit.

Füße – das Fundament des Körpers

Beschäftigen Sie sich mit Ihren Füßen. Denn die in diesem Buch vorgestellten Übungen machen Ihnen mehr Freude, wenn Sie wissen, wofür Sie es tun.

Yoga für die Füße

Wie viel Beachtung schenken Sie Ihren Füßen tagtäglich? Die Füße stellen das Fundament unserer Standfestigkeit und gleichzeitig unserer Beweglichkeit dar. Sie bestehen aus 28 Knochen, 31 Gelenken, 107 Bändern und Sehnen und 20 eigenen Muskeln. Die Fußmuskeln dienen der Bewegung der Zehen und der aktiven Stabilität des Fußgewölbes. Wir sprechen hier von den meistbelasteten Körperteilen. Unsere Füße tragen uns meist ganz nebenbei durchs Leben und leisten Unglaubliches. Nachdem uns bewusst ist, dass in den Füßen unfassbar viele Muskeln, Bänder und Gelenke zusammenwirken, wird schnell klar, dass diese Muskeln durch einseitige Anspannung Störungen aufweisen können. Lassen Sie es gar nicht so weit kommen. Werden Sie aktiv für Ihre Füße. Geben Sie Ihren Füßen den Raum, den sie brauchen, um sich wohlzufühlen.

Wie kann Yoga helfen?

Yoga ist ein Geschenk für Körper, Geist und Seele. Es ist genial, weil es für jedermann geeignet ist. Man kann in kürzester Zeit alle Übungen mitmachen, wenn man sich in der Kunst der Veränderung auskennt. Die Bedeutung von Yoga in Verbindung mit Erleichterungen oder dem Entgegenwirken von Krankheitsbildern und Schmerzen gewinnt heute in der Gesellschaft an Bedeutung und Raum.

Yoga hilft Ihnen dabei,

- Ihre Wahrnehmung und Ihr Bewusstsein auf die Füße zu lenken,

- Ihre Gelenke geschmeidig zu halten,
- die Bein- und Fußmuskulatur aufzubauen
- und eine ausgewogene Fußbelastung zu erreichen.

Neue Erkenntnisse zeigen, dass sich Faszien gezielt durch Yoga behandeln und trainieren lassen. Die nachstehenden Yogaübungen ermöglichen Ihnen eine fokussierte und bewusste Eigenbehandlung.

In den hier vorgestellten Übungen werden Elemente des Yoga kombiniert mit Übungen mit der Faszienrolle und verschiedenen Bällen, mit fließenden Bewegungen und ganzkörperlichen Dehnungen sowie mit neuen Therapieansätzen zur Faszieneigenbehandlung. Dabei werden die Bewegungsanleitungen anschaulich und leicht verständlich beschrieben. Diese Übungen, sogenannte Asanas, können zur Selbstbehandlung, aber auch für Fitness- oder Bewegungskurse eingesetzt werden.

Das Fundament des Programms ist die Bildung der Körperwahrnehmung, um jeweilige krankheitsbedingte Symptome zu erfassen und Fortschritte im Bewusstsein zu erarbeiten. Stetig erweiterten Sie Ihre Möglichkeiten, Ihren Bewegungsradius zu vergrößern. Das körperliche Gleich-

Plantarfaszie und kurze Fußmuskeln

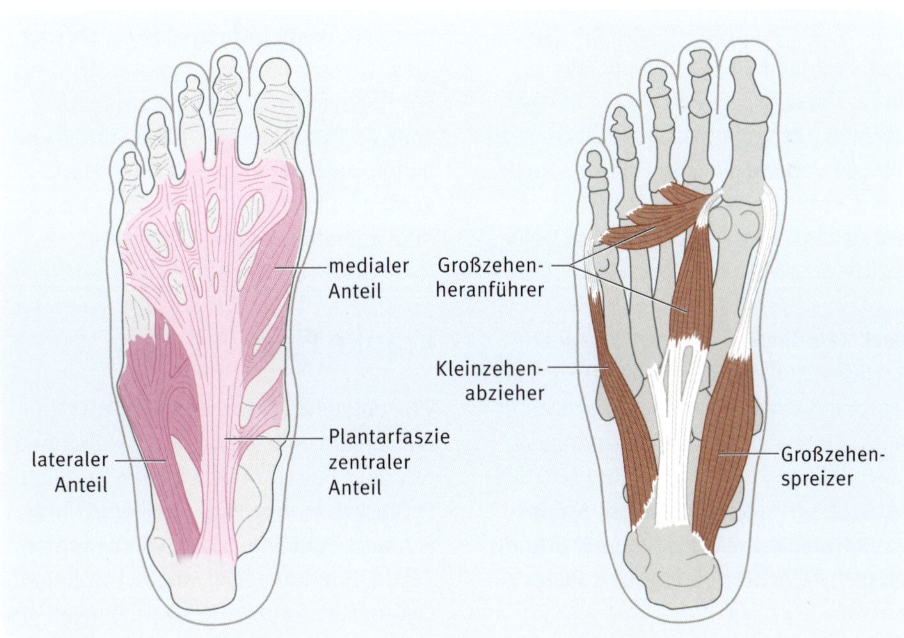

gewicht und die Verbindung von Körper und Geist sind im Einklang.

Hilfsmittel

Sie können bei den Übungen einige Hilfsmittel benutzen. Diese Hilfsmittel dienen als Unterstützung beim Dehnen, um die Asanas bei mangelnder Flexibilität korrekt auszuführen.

Handtuch Gerade bei Knieschmerzen lassen sich gerollte Handtücher in verschiedenen Übungen sehr gut einsetzen.

Wand Die Wand ist ein wunderbares Hilfsmittel, das immer da ist, wenn Sie mit dem Gleichgewicht bei Balance-Übungen hadern.

Stuhl Nehmen Sie einen Stuhl, wenn Sie zum Beispiel die Beine oben ablegen möchten, um zu Beginn ihr Hohlkreuz zu entlasten. Wenn Sie gute Fortschritte bei sich wahrnehmen, ist der Stuhl ein sensationelles Übungsgerät, um noch tiefer in die Asanas hineinzutauchen.

Block Der Block ist aus der Yogapraxis als Hilfsmittel kaum wegzudenken. Sogar Fortgeschrittene nutzen Blöcke in ihrer Praxis. Wenn Sie Einschränkungen haben, können Blöcke eine gute Möglichkeit sein, um anspruchsvollere Asanas auszuprobieren und sich in einer Stunde mit fortgeschrittenen Schülern sicher zu fühlen.

Kissen und Decken Im Yin Yoga und der Yogatherapie, arbeiten wir viel mit Kissen und Decken, um bestimmte Körperregionen sanft zu dehnen, und sich dabei wahrhaftig dem Gefühl der Entspannung hinzugeben. Wenn Sie lange in einer Position verweilen, ist es hilfreich, sich mit Kissen und Decken zu unterstützen.

Yogagurt Auch der Yogagurt ist eine gern genutzte Unterstützung, um die Körperwahrnehmung zu erleichtern.

Faszienrolle Sie ist das Hilfsmittel schlechthin, um fasziale Verklebungen und einschränkende Schmerzen aufzulösen. Betrachten Sie sie als Ihren persönlichen Masseur. Wir lieben alle Massagen, und die Rolle oder der Ball hat fast immer Zeit, wenn nicht gerade Ihr Partner diese für sich entdeckt hat und sie Ihnen streitig macht. Es gibt eine große Auswahl an Faszienrollen, -bällen und Twin-Bällen, auch in verschiedensten Härtegraden zu kaufen. Es lohnt sich, sich zu informieren und auszuprobieren.

Kranke Füße

Wie entstehen Schmerzen im Fuß? Immer mehr Leute leiden unter Fußschmerzen oder immer öfter wiederkehrenden Fußbeschwerden. Patienten leiden unter Schmerzen in den Zehen, verkrümmten Zehen, Hammerzehen, angeschwollenen Füßen, Fersensporn etc. Die Übungen des Praxisteils werden Ihnen helfen, diese

Beschwerden zu lindern oder sogar zu beseitigen.

Senkfuß Beim Senkfuß hat sich das Längsgewölbe des Fußes abgesenkt. Den Muskeln und Bändern des Fußes fehlt es an Kraft und Stabilität. Der Bandapparat ist dadurch überdehnt und überlastet. Es entwickeln sich einschränkende Schmerzen in den Zehen beim Stehen. Ziel der Übungen ist es, dies auszugleichen, um der Überdehnung des Bandapparats und der dadurch entstehenden Überlastung entgegenzuwirken.

Fersensporn Unter dem Fuß befindet sich eine Sehnenplatte, die Fascia plantaris, die an Beweglichkeit verlieren kann. Überbelastungen können zu Entzündungen dieser sogenannten Plantarfaszie oder zur Ausbildung eines Fersensporns führen. Dieser entwickelt sich aufgrund einer zu hohen Zugspannung am Fersenbein und aufgrund verkürzter Faszien. Nun wandern Knochenbildner in den entstehenden Hohlraum hinein und der Sporn entwickelt sich. Die Sehnenteile erzeugen den Druckschmerz.

Ziel der Übungen ist es, die Spannung bestimmter Muskeln und Faszien zu reduzieren, die der Knochenspitze zugeordnet werden. Dass der »Sporn« selbst weniger mit den Schmerzen zu tun hat, zeigen viele Fälle, in denen eine solche Knochenausformung radiologisch nachgewiesen ist, der Patient aber nicht unter Schmerzen leidet.

Hallux valgus Als Hallux valgus bezeichnet man einen Schiefstand des Großzehs, bei dem das Gelenk nach außen gedrückt wird. Der erste Mittelfußknochen tritt deutlich auf der Innenseite des Fußes heraus und ist damit schnell als Hallux valgus erkennbar. Ursache dafür ist in der

Fragen Sie Ihren Hausarzt

Holen Sie zu Beginn die Zustimmung von Ihrem Arzt. Wenn Sie eine unangenehme Belastung verspüren, sollten Sie sofort schauen, was die Ursache ist. Handelt es sich um den inneren Schweinehund, der sie bremsen möchte, sind es fasziale Einengungen oder liegt eine medizinische Ursache zugrunde? Gegebenenfalls kann es sinnvoll sein, die Bewegung zu beenden. Viele Übungen können einfach entsprechend abgewandelt oder modifiziert werden. Durch das regelmäßige Üben bleiben Sie in Kontakt mit Ihrem Körper und sind in der Lage wahrzunehmen, was Ihnen guttut und was nicht. So können Sie am besten beurteilen, welche Übungen ihnen gut bekommen. Im Zweifelsfall fragen Sie sicherheitshalber Ihren Arzt.

Regel schlechtes Schuhwerk, das den Fuß zusammenpresst, belastet und an seiner natürlichen Bewegung hindert. Dies führt dazu, dass sich bestimmte Muskeln und Faszien verkürzen. Durch die Verkürzung wird das Gelenk immer weiter herausgezogen, was am Ende zu erheblichen Schmerzen führen kann. Hierbei ist die Vorfußstatik aus dem Gleichgewicht geraten. Der erste Mittelfußknochen ist instabil, dabei weicht er seitlich aus und die Großzehe zieht in Richtung Kleinzehe. Sie erarbeiten sich durch die Übungen Mobilität und die Fähigkeit, einzelne Mikromuskeln, die den Fuß in seiner Funktion als Fundament unterstützen, bewusst anzusteuern.

Achillessehnenschmerzen Achillessehnenprobleme werden häufig durch intensive, ungewohnte Belastungen der Sehne, wie zum Beispiel beim Vorderfußlaufen und Sprinten, hervorgerufen. Auch eine Verkürzung der fußhebenden und -senkenden Muskulatur kann dazu führen. Laufen, Joggen, Tanzen und Tennisspielen sind sehr einseitige Bewegungen, die nach einer gewissen Zeit eine »muskuläre Einengung« vom Schienbein bis zum rückwärtigen Oberschenkelknochen bewirken. Gezielte Dehnung von Fußgelenk, Schienbein und Wade mithilfe von Yogaübungen kann hier Abhilfe schaffen. Die Sehne wäre nicht so stark in Mitleidenschaft gezogen, wenn die darumliegenden Muskeln und Faszien richtig funktionieren würden.

Was ist also die Ursache für die gestresste Achillessehne? Da gerade die Faszien verfilzt sind, werden sie dadurch unbeweglich, wie eine Jeans, die nicht stretcht. Auch die Muskeln bauen wechselseitig Gegenspannungen auf, die sich letztendlich in der Sehne entladen.

Wir müssen also dafür sorgen, dass die Sehne in einem guten Zustand ist. Was zeichnet diesen Zustand aus? Dies bedeutet, dass zum einen die Schienbeinmuskeln und zum anderen die Wadenmuskulatur ausgeglichen agieren. So wird die Sehne ins Gleichgewicht gesetzt.

Bandscheibenvorfall Symptome im Fuß können ihre Ursache in Rücken oder Becken beziehungsweise in der Hüfte haben. Ein Bandscheibenvorfall im unteren Rücken strahlt über die Nerven vom Wirbelkanal entlang der Beine bis zu den Füßen. Dies ist eine häufige Ursache für Taubheitsgefühle in den Zehen. Auch einseitige Muskelverkürzungen machen sich durch schmerzhafte Symptome bemerkbar. Die Ursache muss aber nicht dort vorliegen, wo wir den Schmerz empfinden.

Knickfuß Die Mittelfußknochen rutschen beim Knickfuß in den Knöchelbereich. Ferse und Bein bilden keine gerade Linie mehr. Das Fußlängsgewölbe ist dadurch abgesenkt. Muskeln und Bänder sind schwach. Häufig verursacht ein Knickfuß Beschwerden am Knöchel. Durch gezielte Yogaübungen stärken Sie die Muskeln der Fußinnenfläche und fördern damit die Fußsohleninnenwölbung. Die gezielt angesteuerte Kraft aus dem zweiten und dritten Zeh wirkt als Koordinationsübung aktiv auf die kleinsten Fußsohlenmuskeln. Damit entsteht eine leichte Wölbung im vorderen mittleren Teil zwischen Großzeh- und Kleinzehballen.

Knick-Plattfuß Eine Kombination aus dem Plattfuß und dem Knickfuß nennt man Knick-Plattfuß. Das Längsgewölbe ist aufgelöst, der Fuß liegt beim Stehen flach auf dem Boden. Das Kahnbein liegt innenseitig auf dem Boden auf und verursacht Druckschmerzen an der Innenseite des Fußes. Nach langjähriger Fehlbelastung können die Beschwerden über den Fuß hinaus zum Knie, der Hüfte und der Wirbelsäule ausstrahlen.

Spreizfuß Beim Spreizfuß ist das Quergewölbe des Fußes abgeflacht bzw. abgespreizt. Die kleinen Gelenke tragen das gesamte Körpergewicht. Der Vorfuß gewinnt deutlich an Breite. Die Hauptbelastung am Vorfuß tragen damit die Mittelfußköpfchen der zweiten und dritten Zehe. Die typische Hornhaut unter der Großzehe ist kaum gegeben, stattdessen ist unter der zweiten und dritten Zehe Hornhaut. Chronische Überlastung und Verspannungen in der Bein- und Rückenmuskulatur sind danach die mögliche Folge. Es gilt also, dieser Verspannung entgegenzuwirken. Dank der regelmäßigen Aktivierung der Fuß-Bandhas entstehen neue Kraft und Stabilität in der Fußsohlenmuskulatur. Damit der Vorfuß nicht deutlich an Breite gewinnt, werden gezielt einzelne Zehen angesteuert. Zu Beginn werden Sie die Muskulatur kaum spüren. Wenn diese aktiviert wird, bekommt Sie aufgrund der Muskelschwäche vielleicht sogar Krämpfe. Erst wenn Sie nachhaltig dranbleiben und üben, lassen diese schmerzhaften Krämpfe nach und schaffen Raum für das Ansteuern der Muskulatur.

Peronealsehnensyndrom Wenn sich einzelne Fasern und Sehnen des Muskels im Unterschenkel entzünden, kann die Ursache ein Peronealsehnensyndrom sein. Die Ursache einer solchen Entzündung ist häufig eine Überlastung der Wadenmuskulatur. Gerade im Sport tritt dies häufig auf, wenn man sich als ungeübter Läufer überfordert oder mit falschem Schuhwerk startet. Wichtig ist es, sich bewusst Zeit zu nehmen für die Aufwärmung. Und achten Sie auf eine ausgewogene Belastung des Fußes. Yoga fördert hier die Beweglichkeit und Stabilität sowie das Körperbewusstsein. Den Schmerzen, entstanden aus der einseitigen Bewegung, treten Sie durch gezielte Übungen der muskulären Gegenspieler entgegen, um Entlastung zu schaffen. Nach Auftreten des Syndroms muss zuerst die Entzündung abklingen. Danach gilt es, die Fußmuskulatur zu stärken und vor allem die Beweglichkeit des Fußes durch Dehnung zu fördern, um den Zug der Sehnen zu reduzieren.

Faszination Faszien

Das Ziel unserer Yogapraxis ist die zunehmende Schmerzfreiheit. Eine zentrale Rolle spielen hierbei die Faszien, Teile des Bindegewebes, die den ganzen Körper durchziehen.

Am einfachsten stellen Sie sich vor, wie die Faszien wie ein dreidimensionales Spinnennetz Ihren Körper durchziehen. Diese Unmengen an Fäden sind in den verschiedensten Mustern angeordnet. In diesem Netzwerk sind die Organe positioniert, die Zellverbände werden durch fasziale Umhüllungen von anderen abgetrennt. Würden wir aus dem Körper alles herausnehmen, was zur Faszie gehört, so würde er in sich zusammenfallen. Würde man nun im Gegenzug alles entfernen, was nicht zur Faszie gehört, dann würde er seine Form behalten.

Gesunde Faszien

Gesunde Faszien sind wie in einer Scherengitterstruktur angeordnet, ähnlich einer Damenstrumpfhose, elastisch und flexibel geformt. Durch ihre Anordnung sind gesunde Faszien sehr dehnfähig und die Zwischenzellflüssigkeit kann leicht hindurchströmen. Damit können Nährstoffe zu den einzelnen Zellen gelangen und die Abfallstoffe wegtransportiert werden. Gesunde Faszien enthalten Zellen, die sich zusammenziehen können. Diese sogenannten Myofibroblasten liegen in einer gesunden Faszie entspannt vor und unterstützen deren Flexibilität. Spezielle Zellen, die Fibroblasten, bauen die Faszien fortwährend um. Sie bilden neue Fäden, entfernen unnötige, verdichten Bereiche und lockern sie wieder auf. Diese Aktivitäten werden durch unsere Körperbewegungen ausgelöst.

Kranke Faszien

Nutzen wir unsere volle Bewegungsmöglichkeit nicht oder wiederholen Bewegungen immer wieder einseitig, so verändern die Fibroblasten die Fasziengeometrie. Die Scherengitter verfilzen, die Faszien werden unflexibler und steifer. Dadurch verengen sich die Strömungskanäle. Der Zustand der Zwischenzellflüssigkeit hängt natürlich auch von der Ernährung ab. Enthält die Nahrung unverwertbare Stoffe oder giftige Substanzen, so sammeln sich diese in der Flüssigkeit an und sie wird weniger fließfähig. Durch Übersäuerung verändert sich der pH-Wert, die Myofibroblasten ziehen sich zusammen und die Faszien werden steif und reißanfällig. Zunehmende Schmerzen und Bewegungseinschränkungen, steigende Verletzungsanfälligkeit und sinkende körperliche Leistungsfähigkeit sind die Folgen.

Werden Sie aktiv

Beginnen Sie mit einem Bewegungstraining, das die volle Beweglichkeit in allen Gelenkwinkeln anstrebt. Machen Sie Dehnungsübungen und Ausdauersport. Trinken Sie viel reines Wasser, essen Sie viel Obst und Gemüse – und Sie werden sehen, wie Ihre Schmerzen nachlassen, die Beweglichkeit zunimmt und Sie sich zunehmend besser fühlen.

Faszien-Rollmassage mit Hilfsmitteln
Ein gutes Hilfsmittel, um in der Muskulatur fasziale Verspannungen aufzulösen und Stoffwechselendprodukte abzutransportieren, ist die Faszienrolle. Suchen Sie die empfindliche Stelle und üben auf diese mithilfe einer Faszienrolle oder eines Balles Druck aus. Dies kann im ersten Moment schmerzhaft sein. Bei einer Schmerzskala von »1« bis »10« betrachten wir »1« als schmerzfrei und »10« als einen so intensiven Schmerz, bei dem wir die Luft anhalten müssen. Üben Sie einen Druck aus, der in etwa einem Wert von 8 bis 9,5 entspricht. Üben Sie den Druck durch minimalste Bewegungen aus, verweilen Sie also möglichst konstant am Schmerzpunkt. Nach etwa zwei Minuten intensiver Atmung in dieser Haltung wird der Schmerz allmählich nachlassen. Richten sie ihre Aufmerksamkeit bei jeder Ausatmung auf die Entspannung. Diese Massage verbessert und erhöht die Durchblutung der Muskulatur. Wiederholen Sie diese regelmäßig, nehmen Sie sich dazu mindestens zwei bis drei Minuten Zeit. Je mehr Zeit Sie sich nehmen können, desto schneller können Sie mit der Verbesserung Ihrer Symptome rechnen. Solche Dehn- und Rollübungen führen zu mehr Beweglichkeit. Empfehlenswert sind Rollen und Bälle, die in ihrer Grundzusammensetzung fest und trotzdem flexibel bzw. weich sind. Sie passen sich den Gegebenheiten an und schützen den Körper vor Verletzungen.

Was sind myofasziale Ketten?

Myofasziale Ketten sind Ketten von Muskeln, die den Körper durchziehen und von Faszien umgeben sind. Diese Faszieneinheiten laufen in Form von Bahnen durch den gesamten Körper und sind für eine flüssige Bewegung, Stabilität und Statik im Körper verantwortlich. Die von Faszien umhüllten Muskelketten durchziehen den gesamten Körper und bilden ein funktionelles Netzwerk.

Die myofaszialen Ketten sind besonders interessant für die Ursachenforschung und die Therapie von Schmerzen und Beschwerden am Bewegungsapparat. Denn sie liefern die Erklärung dafür, warum der Schmerz nicht immer dort entsteht, wo es wehtut, und warum man Schmerzen häufig durch Interventionen in ganz entfernten Körperregionen therapieren kann. In der Orthopädieschuhtechnik kann dies zum Beispiel erklären, warum eine Einlage auch bei Rückenschmerzen helfen kann.

Bedeutung für die Füße

Das Verständnis der faszialen Ketten als Ganzes gibt Einblicke in Problemstellungen am Fuß. So kann zum Beispiel das ursächliche Problem des Fersensporns am Kreuzbein liegen. Ähnliche Zusammenhänge findet man bei Achillessehnenproblemen oder anderen Herausforderungen, die man bei bloßer Betrachtung der Fußmuskeln alleine nicht gelöst bekäme. Die Spirallinie zeigt, wie Rotationskompensationen über Wirbelsäulenverdrehungen auf eine Weise aufgelöst werden, die eine Analyse eines einzelnen Muskels nicht lösen kann. Das Wissen um den Zusammenhang des Ganzen erleichtert die Beseitigung eines Symptoms.

» Von Faszien umhüllte Muskelketten durchziehen unseren gesamten Körper.

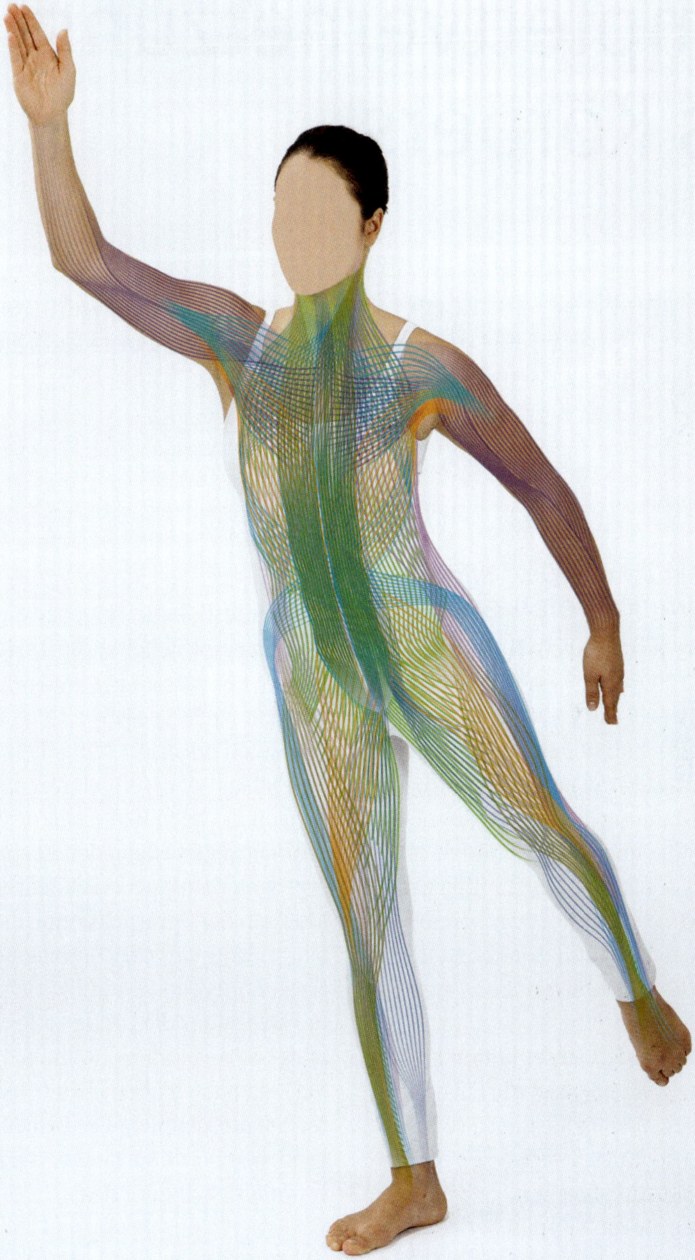

Komplettvernetzung des Körpers

»Wir sind alle eins«– Im Körper kommt es auf das Zusammenspiel aller Teile an. Stellen wir nun die Füße, zwei stark vernachlässigte Körperteile, in den Mittelpunkt.

Wie entwickelt sich eine ungesunde Körperhaltung?

Die Füße spiegeln die gesamte Körperhaltung des Menschen wider. Da ständiges Sitzen im Alltag für viele in der heutigen Zeit zum Teil unumgänglich ist, können wir zum Wohle unserer Gesundheit oft nur aus den gegebenen Umständen das Beste machen. Sogar im Sitzen können wir unseren Fokus auf unser Fundament die Füße richten. Probieren Sie es aus:

Setzen Sie sich aufgerichtet hin und positionieren Sie ganz bewusst die Fußsohle auf den Boden. Stellen Sie die Füße bewusst unter die Knie. Strecken Sie die Zehen seesternförmig lang und gefächert aus. Schieben Sie die Kuppen der Zehen in den Boden. So aktivieren Sie die Fußsohlenmuskulatur. Schieben Sie bewusst jede einzelne Zehenkuppe in den Boden.

Aus dem vielen passiven und unbewussten Sitzen resultiert schnell eine Unbeweglichkeit der Hüftgelenke und Verkürzungen in vielen Bereichen des Körpers. Fehlhaltungen engen den Körper ein und erzeugen damit neue Fehlhaltungen. Die Muskeln der Beinrückseiten, die Hüftbeuger und -strecker und die Brust- und Nackenmuskeln verkürzen sich. Im Körper steht über die Faszien alles miteinander in Verbindung. Wenn Sie nun aktiv die Zehen nach oben ziehen, aktivieren Sie die Dehnung der Beinrückseite. Je nachdem wie sie sitzen, steigert oder verändert sich der Effekt.

Bei verkürzten Muskeln der Beinrückseite kann es über kurz oder lang zu einer starken Rundung in der Lendenwirbelsäule kommen. Wirken Sie dem bewusst entgegen, denn dies kann einen erhöhten Druck auf die Bandscheiben nach sich ziehen. Durch verkürzte Beinrückseiten können Rückenschmerzen entstehen. Alternativ können Sie zu Beginn der Yogapraxis die Knie beugen, solange die Position des Beckens noch nicht kontrolliert werden kann. In der Regel gewinnen Sie durch regelmäßige Praxis an Bewegungsfreiheit und Stabilität. Genau da setzt Yoga an.

Alles in einem

Bei jeder Übung sind alle Muskeln, von den Zehen bis zu den Fingerspitzen, im Einsatz. Nie werden nur einzelne Muskeln aktiviert und andere vernachlässigt. Gleichmäßig entwickelte Muskeln sind der Schlüssel zu guter Haltung, natürlicher Anmut und Geschmeidigkeit.

Eine begnadete Pilates-Lehrerin sagte einmal: »Ihr Geist ist der Trainer, während die Muskeln Ihre Mannschaft sind.« Keiner sitzt auf der Ersatzbank. Alle Muskeln werden gleichzeitig durch immer wechselnde Übungen kontinuierlich trainiert. Alle Muskeln werden in jeder Übung kollektiv benutzt, weshalb man eben nicht mehr eine einzelne Körperregion besonders stärken muss.

Wenn Sie das klassische Fitnesstraining an Geräten, beim Physiotherapeuten oder die Bauch-Beine-Po-Kurse im Fitnessstudio kennen, dann wissen Sie, dass dort jede Übung einem einzelnen Muskel zugeordnet wird. Jeder Körperbereich wird isoliert trainiert, anstatt den Körper als Einheit zu betrachten. Die Gefahr darin besteht, dass einzelne Körperpartien regelrecht vernachlässigt oder sogar vergessen werden. Das Ergebnis ist körperliches Ungleichgewicht.

Der ganze Körper übt

Achten Sie bei den hier vorgestellten Übungen immer darauf, dass Sie Ihre Muskulatur lang machen. Konzentrieren Sie sich bei der Übung auch auf den Teil des Körpers, der nicht in Bewegung ist. Auch hier ist die Muskulatur in Arbeit und wird integriert. So wird der gesamte Körper gleichzeitig sehr effektiv in Anspruch genommen. Sie können beispielsweise Ihre Beinmuskulatur an den Rückseiten der inneren Oberschenkel dadurch aktivieren, das Sie bei lang ausgedrehten Beinen die Fersen zusammenschieben. Dadurch wird der untere Rücken gestärkt und stabilisiert. Auch wenn wir hier den Fokus auf Yoga für die Füße haben, ist immer der gesamte Körper im Blick:

- Ist die Muskulatur im Schulterbereich verkürzt, werden die Schultermuskeln gerne mal hochgezogen. Wirken Sie dem durch kontinuierliche Dehnung bewusst entgegen.

Haltungskontrolle mit Chakren

Mit welcher Haltung stehe ich anderen Menschen gegenüber? Stehe ich mit einer liebevollen, offenen Haltung anderen Menschen und mir selbst gegenüber, überträgt sich dies auf meine Chakren.

Eine immer wiederkehrende innere Reflexion, ein kompletter innerer Scan des eigenen Körpers ist das Ziel, um die eigene Haltung kritisch zu würdigen. Im Yoga betrachten wir hierzu die sieben Chakren, auch Energiezentren genannt. Chakren sind feinstoffliche Energiewirbel im Körper und außerhalb des Körpers. Sie sind organisch nicht vorhanden, aber sie haben in verschiedenen spirituellen Bereichen seit Jahrtausenden ihren Stellenwert. Sie befinden sich entlang der Wirbelsäule bzw. senkrechten Mittelachse des Körpers und sind nicht sichtbar, was dazu führte, dass die Anerkennung ihrer Bedeutung eine Weile dauerte. Inzwischen haben sie in vielen Heilungssystemen, vorwiegend östlichen Ursprungs, einen festen Platz.

- Das Wurzelchakra strahlt nach unten und befindet sich direkt zwischen Anus und Genitalien. Die Füße hängen eng mit dem Wurzelchakra zusammen. Sie stehen in direkte Verbindung zur Erde und ermöglichen einen ständigen Energieaustausch mit der Erde. Dadurch sichern sie einen festen Stand im Leben. An der Fußsohle findet sich ein Spiegelbild aller Chakren des Körpers wieder, ersichtlich durch die Fußreflexzonen. Durch die Fußreflexzonen-Massage können die einzelnen Chakren angeregt und somit Krankheiten in den mit dem Chakra verbundenen Körperregionen zur Selbstheilung angeregt werden.
- Das Sakralchakra ist knapp eine Handbreit unterhalb vom Bauchnabel. Es steht mit der Fruchtbarkeit und Lebensfreude in enger Verbindung.
- Das Nabelchakra liegt über dem Sonnengeflecht in Höhe des Magens. Als zweites Gehirn wird unser Magen gerne bezeichnet und so sieht man auch hier die starke Verbindung zum Nervensystem.
- Das Herzchakra liegt direkt am Brustbein in der Höhe des Herzens und steht in intensiver Verbindung mit unseren Herzensthemen.

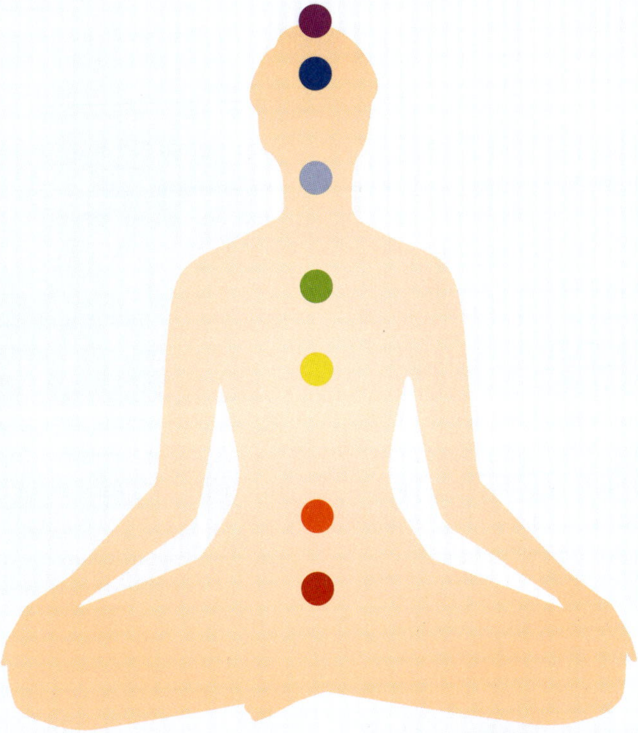

Die sieben Chakren

- Das Halschakra ist am Kehlkopf und fördert die Kommunikation und den Austausch unserer Themen mit unserer Umgebung.
- Das Stirnchakra ist direkt zwischen den Augenbrauen positioniert. Alles Wissen ist in uns.
- Das Kronenchakra befindet sich einige Zentimeter oberhalb vom Scheitelpunkt des Kopfes. Wir sind alle eins.

Die Chakren dienen als Empfangsstation und Verteiler der verschiedenartigsten Energieformen. Sie sind in der Lage, aus dem feinstofflichen Körper des Menschen, der Natur und der Umgebung Lebensenergien aufzunehmen. Diese wird dann umgewandelt, sodass sich der physische Körper weiterentwickeln kann. Die Chakren ziehen sich beim Menschen wie eine Energielinie entlang der Wirbelsäule, welche die von den Chakren zugeführte Energie im Organismus verteilt. Jedes Chakra versorgt einen Bereich des Körpers mit Energie. Über Kanäle werden diese Verbindungslinien hergestellt. Von der Beschaffenheit dieser Kanäle hängt es ab, wie viel Lebensenergie in unseren Körper fließen kann.

- Die Halswirbelsäule sollte lang gestreckt sein. Bringen Sie dabei Ihr Kinn näher zur Brust hin. Dies entlastet die Hals- und Schultermuskulatur.
- Schmerzen in den Knien haben häufig ihren Ursprung in einer falschen Fußstellung oder einem zu festen Anspannen oder Überdehnen der Muskulatur. In diesem Fall versuchen Sie, die Knie weich zu lassen und zum Ausgleich die Muskeln der inneren Oberschenkel und der Gesäßmuskulatur zu aktivieren.
- Im unteren Rücken entstehen oft Schmerzen, wenn sich Ihre Bauchmuskulatur vom Rücken wegbewegt, dadurch fehlt die Stütze in der Lendenwirbelsäule. Gewöhnen Sie es sich an, den Bauchnabel an die Wirbelsäule zu schieben.
- Schmerzen im Nacken haben oft die Ursache in einer schwachen Nackenmuskulatur oder verkürzten Schultermuskeln. Wenn Sie in der Rückenlage Schmerzen im Nacken spüren, machen Sie eine Pause oder verwenden Sie zu Beginn ein kleines Nackenkissen, mit der Absicht, dies nach und nach zu verkleinern, bis Sie es überhaupt nicht mehr benötigen. Durch kontinuierliche bewusste Bewegung lösen sich einengende Verfilzungen und der Nacken gewinnt an Bewegungsfreiheit.

Nicht über den Schmerz hinaus

Die Übungen dürfen niemals stechende Schmerzen verursachen. Sollte dies bei einer Übung der Fall sein, so lesen Sie noch einmal die Beschreibung durch. Vielleicht hat sich ein Fehler eingeschlichen. Sollten sie weiterhin Schmerzen verspüren, reflektieren Sie, ob es sich um einen faszialen Schmerz handelt. Das Auflösen der Verklebung ist nicht immer ganz schmerzfrei. In diesem Fall beachten Sie Ihre Schmerzskala und gehen Sie nicht zu weit in den Schmerz hinein. Wenn Sie auf Ihre Atmung achten und feststellen, dass Sie die Luft anhalten, ist es zu viel. Ist es nicht aushaltbar, lassen Sie die Übung vorerst weg. Sie kann später wieder ins Programm integriert werden. Ob sie es glauben oder nicht, es gibt auch Übungen, die für Ihren Körper heute nicht angebracht sind. Deshalb ist es wichtig, dass Sie ein Gespür dafür entwickeln, was ihnen guttut und was nicht.

Glaube versetzt Berge

Häufig werden die eigenen Schwächen gerne unter den Tisch gekehrt. Nach dem Motto: »Alles was man nicht so gut kann, macht keinen Spaß« lässt man es einfach weg. Betrachten Sie Ihren Körper als eine Einheit. Jeder Mensch hat seinen eigenen Erfolg selbst in der Hand. Sie lesen gerade dieses Buch, um einen Wandel zu beginnen, und dieser beginnt im Kopf.

Steuern Sie Ihre Gedanken in eine positive Richtung und hacken Sie nicht auf den eigenen Schwächen herum. Da wo Ihre gedankliche Energie hinfließt, findet auch Wachstum statt. Lenken Sie also Ihre Gedanken in die richtige Richtung.

Glauben Sie an sich und Sie werden die Veränderung am Körper sehen.

Ich habe gesehen wie Menschen Ihre Beschwerden in den Griff bekamen, steife Menschen beweglich und schwache Menschen stark wurden. Und dies nur durch ihren Glauben und ihr Vertrauen. Meine Kunden trainieren regelmäßig und wenn sie selbst daran glauben, dass es in die richtige Richtung geht, stellt sich früher oder später auch ein Erfolg ein. Durch eigene Gedanken können wir in unserem Körper einen Samen der Veränderung legen. Sie können so körperliche Bewegungen durch Ihr inneres Auge vertiefen.

Gesunder Lebenswandel

Viele Schmerzen haben eine muskulärfasziale Ursache, aber auch andere Faktoren spielen darüber hinaus eine Rolle. Stress ist eine starke Schmerzursache. Hierdurch spannen sich Körper und insbesondere Muskeln an und verursachen Schmerzen. Daher versuchen Sie, ihr Leben so weit wie möglich zu entschleunigen. Regelmäßige abendliche Spaziergänge, ein entspanntes Bad oder ein Saunabesuch sowie eine ruhige Yogaeinheit können Ihnen helfen, zu entspannen. Eine gute Ernährung ist enorm wichtig, um Schmerzfreiheit zu unterstützen. Gute Ernährung bedeutet viel pflanzliche und ausgewogene Kost. Wenn der Körper zu viel Fleisch oder Milch in großen Mengen konsumiert, ist er irritiert und gestresst. Er spannt Muskeln an und verursacht Schmerz.

Die richtigen Schuhe

Da wir in diesem Band von Yoga für die Füße sprechen, dann müssen wir natürlich auch von dem falschen Schuhwerk sprechen. Werden schon im Kindesalter die Füße in zu kleine Schuhe gesteckt, werden erste Verformungen und sogar Missbildungen gefördert. Später quälen wir uns dann in Schuhe mit hohen Absätzen bis hin zu den High Heels. Kann das gesund sein? Denken Sie hierüber nach, wundern Sie sich nicht mehr darüber, dass Yogis und Yoginis keine Schuhe tragen.

Die Verantwortung der Gefühle für den Körper

Was haben Füße mit Gefühlen zu tun? Die Füße sind das Fundament des Körpers. Wir stehen darauf und bewegen uns mit ihnen fort. Doch was, wenn unsere Gefühle die Standhaftigkeit und das Fortkommen negativ beeinflussen?

Ihre Denkmuster und Ihr Wohlbefinden steuern Ihren Gang. Kennen Sie den Ausdruck »Schau mal, wie der daherschleicht«? Ihre Standhaftigkeit ist der Ausdruck der Kraft in Ihren Füßen. Was, wenn die mangelnde Kraft ihrer Füße Ihre mangelnde Standhaftigkeit widerspiegelt? Wenn Ihre innere Unsicherheit an Ihrem Gang abzulesen ist? Die Emotionen haben eine direkte Verbindung zum Körper, sodass sie nicht nur den mentalen, sondern auch den körperlichen Zustand beeinflussen können. Mit dem richtigen Verständnis ist es möglich zu erkennen, wie stark die Emotionen auf der einen Seite helfen können, den Körper gesund zu halten, wie sie aber auf der anderen Seite auch negativ auf den Körper wirken.

Eine wundervolle Reise zu sich selbst

Achten Sie auf die Bedürfnisse Ihres Körpers und spüren Sie Ihren Körper ganz bewusst im Liegen, Sitzen und im Stehen. Haben Sie sich schon mal gefragt, warum manche Menschen sich sicherer fühlen als andere? Wie sicher Sie sich in der Welt fühlen, hängt von Ihren Wurzeln ab. Wie verwurzelt stehen Sie auf Ihren Füßen?

Es gelingt nur wenigen Menschen, sich in ihrer Umgebung sicher zu fühlen. Oftmals fällt es schwer, ein Gleichgewicht zwischen den eigenen Bedürfnissen und dem persönlichen Umfeld herzustellen. Zeit und Energie für sich selbst und andere bringt Zugehörigkeit, Freundschaft und Sicherheit. Ihre Bedürfnisse müssen für Sie oberste Priorität haben. Ihre Sicherheit entsteht durch Ihre Wahrnehmung. Stehen Sie sicher und ausbalanciert auf beiden Füßen. Der sichere Stand im Körper kann sich auf Ihre Psyche übertragen, denn alles ist miteinander verbunden.

Richten Sie Ihre Aufmerksamkeit auf die schönen Dinge im Leben. Hat Ihre innere Stimme schon mal mit Ihnen gesprochen? Jede lange Reise beginnt mit dem ersten Schritt. Gehen Sie mit Ihren Füßen große oder kleine Schritte? Schreiten Sie sicher voran oder gehen Sie ab und zu doch den einen oder anderen Schritt rückwärts?

Es dauert, eigene Warnsysteme zu erkennen. Oft treten Müdigkeit, Erschöpfung, Hautprobleme oder Gelenkschmerzen als erste Warnzeichen auf. Wenn Sie diese ignorieren, kann sich eine Krankheit manifestieren. Hören Sie in sich hinein, wie spricht ihr Körper mit Ihnen?

Nehmen Sie sich regelmäßig Zeit für sich. Schließen Sie die Augen und entspannen Sie sich. Reflektieren Sie. Was fühlen Sie? Wie geht es Ihnen? Dies ist der Beginn einer wundervollen Beziehung zu sich selbst.

Die Biologie der Zugehörigkeit

Wussten Sie, wie wichtig Ihre Mitmenschen für Sie und Ihr Gleichgewicht sind? Zwischenmenschliche Beziehungen spielen eine enorm große Rolle in der Psyche und im Körpersystem. Sie stellen metabolische Regulatoren dar. Ohne diese kommen unsere körperlichen Rhythmen und unser Leben durcheinander, was sich negativ auf die Gesundheit auswirkt – eine Biologie der Zugehörigkeit.

Körperfunktionen wie die Hormonproduktion, das Immunsystem, die Herzfrequenz und das endokrine System werden von diesen metabolischen Regulatoren beeinflusst. Wenn Menschen den Alltag häufig miteinander verbringen, synchronisieren sie sich und laufen gleichmäßig. Vertrautes Zusammensein, wie man es aus der Familie kennt, synchronisiert unsere biologischen Uhren. Ohne diese Zugehörigkeit entstehen Gefühle von Isolation und emotionalen Mängeln, bis hin zu einem Gefühl von Hoffnungslosigkeit und Verzweiflung. Dies ist ein Nährboden für Probleme in der physischen Gesundheit.

Bereichern Sie Ihre Mitmenschen. Sie haben immer etwas zu geben. Liebevolle Worte, eine freundliche Geste, Präsenz und aktives Zuhören, ein Lächeln, das aus dem Herzen kommt. Füllen Sie das Leben anderer genauso wie Ihr eigenes Leben mit Energie der Freude und Wahrhaftigkeit. Es ist gut zu wissen, dass alles, was Sie aussenden, mit vermehrter Kraft zu Ihnen zurückkommt.

Wussten Sie, wie wichtig es für kleine Kinder ist, von der Geburt an bedingungslose liebevolle Geborgenheit zu erleben? Ein Fundament für das Leben. Ohne dieses wächst die Tendenz zu Depressionen und Fehlverhalten des Immunsystems. Damit sind Sie nicht in der Lage, mit den Gefühlen des Alleinseins in der Welt umzugehen. Depression ist eine lang anhaltende Verzweiflung und Trauer, die chronisch werden kann. Das Immunsystem produziert und schüttet körpereigene Hormone und Botenstoffe aus. Schmerzen entstehen in den Gelenken. Müdigkeit und Erschöpfung breiten sich aus wie bei einer Krankheit. Später, als Erwachsener, finden sich diese Kinder häufig im ursprünglichen Gefühl des Verlassen-worden-seins wieder. Sie sind genügsam und einsam.

Es ist nie zu spät für eine glückliche Kindheit. Niemand ist Opfer seines Schicksals. Entwickeln Sie sich weiter, lernen Sie. Das Leben ist ein ständiger Lernprozess. Es ist unwichtig, wie alt wir sind, wie eingeschliffen unsere Verhaltensmuster sind. Entwickeln Sie Hunger nach neuem Wissen. Dadurch wächst die innere Lebensfreude. Ist Ihnen bewusst, welche Auswirkung das langfristige Gefühl von Hoffnungslosigkeit auf den Körper haben kann? Es macht Menschen anfälliger für alle Arten von Krebs, für Krankheiten in den Knochen, wie zum Beispiel Osteoporose. Die Gelenke, das Blut und das Immunsystem sind betroffen. Sorgen und Schuldgefühle sind Zeitverschwender, die Ihnen nichts bringen. Verpacken Sie Ihr Leben mit Liebe und Dankbarkeit. Seien Sie die schönste Version von sich selbst. Ersetzen Sie Erwartungen durch Wertschätzung.

Aus Stolpersteinen können wir wunderschöne Landschaften bauen. Wie soll Ihre

Landschaft des Lebens mit all Ihren Gefühlen aussehen? Wie fühlt sich eine Pflanze, die mit ihren Wurzeln aus dem Boden gerissen wurde? So fühlen wir uns, wenn wir auf dramatische Weise aus unserem Haus gezerrt und in ein fremdes Land geschickt werden. So entsteht der Mangel an Sicherheit. Wie ein großer Schock bei dem Verlust eines geliebten Menschen. Ein Gefühl der Orientierungslosigkeit. Wir verlieren regelrecht unsere biologischen Wurzeln. Als würde jemand unsere Haare mit den Wurzeln ausreißen. Es entstehen Chaos und Unordnung.

Chaos zwischen Familienmitgliedern kann zu einem verstärkten Risiko von Haarausfall, Schuppenflechte und anderen Hautproblemen führen. Solide zwischenmenschliche Beziehungen sind essenziell für unsere Gesundheit. Soziale Integration in einem umfassenden sozialen Netzwerk und entsprechender Unterstützung durch andere Menschen führt zu einem widerstandsfähigen Immunsystem. Schönere Beziehungen können mehr weiße Blutkörperchen bewirken, diese helfen uns, Infektionen zu widerstehen und vor gesundheitlichen Gefahren geschützt zu sein. Weiße Blutkörperchen reduzieren sogar die Menge an Medikamenten, die ein kranker Mensch braucht, und beschleunigen seine Genesung von Krankheiten jeder Art.

Ändern Sie Denkmuster

Nicht wie die Dinge sind, sondern wie wir sie sehen, welche Bedeutung sie haben, ist entscheidend. Wie sehen Sie die Dinge? Wie möchten Sie sie sehen? Sie können sich und andere am besten unterstützen, indem Sie das tun, was Ihnen Freude bereitet und Ihr Leben erfüllt. Sind wir ein Leben lang Opfer unserer gespeicherten Vergangenheit? Macht sie uns zu dem, was wir heute sind, oder können wir etwas dagegen tun? Können wir das Lenkrad in die Hand nehmen und dahin steuern, wohin wir möchten?

Wir können unsere Denkmuster ändern, die wir uns selbst auferlegt haben oder einfach brav von unseren Eltern und Großeltern übernommen haben. »Sei dein eigener innerer Beobachter. Entlarve das, was sich nicht gut anfühlt.« Programmieren Sie sich mit neuen Gedankenmustern und registrieren Sie intuitiv die Zeichen, die Ihr Körper und Ihr Geist Ihnen senden. Verändern Sie die negativen Denkmuster. Wenn wir verzeihen, ändern wir zwar nicht unsere Vergangenheit, aber möglicherweise die Zukunft. Hören Sie auf darüber nachzudenken und darüber zu reden, wo sie gewesen sind. Reden Sie lieber darüber, wo Sie nun sein möchten und geben Sie die neue Adresse in Ihr Navigationsgerät ein. Drücken Sie jetzt auf Start, damit die Reise beginnen kann.

Was können Sie durch positive Gedanken bewirken? Stoppen Sie jeden negativen Gedanken sofort. Fragen Sie sich, wie Sie diesen Gedanken verändern möchten. In Ihrem geistigen Palast haben Sie viel Platz für auserwählte positive Gedanken. Sie richten Ihre Aufmerksamkeit nach außen und schauen nach dem Gleichgewicht zwischen Ihren Bedürfnissen und den Bedürfnissen der Familie sowie auch auf andere Lebensbereiche wie Schule, Hobbys oder Arbeit. Finden Sie heraus, was die Ursachen sind, die Ihre gesundheitlichen Probleme hervorgerufen haben. Welche Gedankenmuster wandeln Sie um?

- von: »Ich kann nicht unabhängig ...« zu: »Ich bin unabhängig und geliebt.«
- von: »Ich habe niemanden ...« zu: »Ich bin von allem versorgt, was ich mir wünsche.«
- von: »Ich fühle mich freudlos ...« zu: »Glück und Lebendigkeit durchströmen mich.«

Unterstützung als Fundament. Sicherheit statt Osteoporose. Struktur von der Familie bis zum Knochen. Bewegung und Flexibilität im Innen und Außen. Neue mögliche Gedanken könnten sein:

»Ich bin Liebe. Ich beschließe, mich jetzt zu lieben. Ich akzeptiere mich so wie ich bin. Ich sehe andere mit den Augen der Liebe. Ich lasse die Vergangenheit liebevoll los. Die anderen sind frei und ich bin frei. Ich bin meine eigene Autorität. Ich liebe und akzeptiere mich. Das Leben ist gut. Alles ist jetzt friedlich in meinem Herzen.«

Jede Aktion führt zur Reaktion. Welche Reaktion Sie sich wünschen, hängt von ihren Gedanken und der damit verbundenen Aktion ab. Reflektieren Sie, fühlen Sie sich von anderen ausgenutzt oder sind Sie mit Ihrer Umgebung im Gleichgewicht? Sagen Sie ehrlich, was Sie brauchen. Stehen Sie für sich selbst ein. Was brauchen Sie, um sich sicher und beschützt zu fühlen?

Wie können Sie sich selbst mehr unterstützen und beschützen? Damit stärken Sie genauso die Sicherheit und den Schutz der anderen. Sie werden immer für das Beenden ihres Vorhabens belohnt und nicht für das Anfangen. Wie sieht Ihr Ziel aus? Sind Ihr Immunsystem sowie die Stabilität Ihres Fundaments nur in der Verantwortung der Mediziner? Erfahrungen haben gezeigt, dass Medizin in Verbindung mit Intuition und liebevollen Gedanken Berge versetzen kann. Wie das geht, interessiert Tag für Tag immer mehr Menschen. Lernen Sie, negative Gedanken und Verhaltensweisen zu erkennen, die physische Probleme herstellen. Hören Sie auf die Botschaften ihres Körpers und folgen Sie diesen. Je mehr Sie darauf hören, desto deutlicher, sind die Signale. Lernen Sie, die eigenen Bedürfnisse mit denen der anderen ins Gleichgewicht zu bringen. Behandeln Sie Ihren Körper und Geist wie eine Kostbarkeit. Sie sind Ihr Partner und tragen den Schlüssel zum inneren Frieden Ihrer Gesundheit. Alles ist gut, solange Sie authentisch sind.

Inspiration aus der fernöstlichen Medizin

Beim Versuch, die Gesundheit zu verbessern, richten nur wenige Ihren Blick auf die Füße. Wenn es darum geht zu verstehen, was Füße über Gesundheit sagen können, hilft die chinesische Medizin weiter.

Aus der Sicht der fernöstlichen Medizin sind alle Körperteile über Meridiane miteinander verbunden. Die Meridiane verbinden Wege, die Ihren Körper umfließen. Es gibt zwölf Hauptmeridiane, die auf jeder Seite des Körpers verlaufen, wobei eine Seite die andere spiegelt und jeder Meridian einem inneren Organ entspricht. Die Energie oder Lebenskraft, die durch diese Meridiane verläuft, wird Chi genannt.

Bedeutung der Füße für unsere Gesundheit

In der chinesischen und ayurvedischen Medizin werden auf den Füßen mehrere Akupressur- und Reflexzonen-Punkte verzeichnet. Diese sind mit verschiedenen Organsystemen und Meridianen verbunden. Viele Meridiane des Körpers beginnen oder enden in den Füßen und viele wichtige Punkte, die bei der Behandlung eine Rolle spielen werden, sind an den Füßen oder in der Nähe der Knöchel. Die Füße sind mitentscheidend für die allgemeine Gesundheit. Wir neigen dazu, unsere Füße zu ignorieren, aber wenn wir ihnen Aufmerksamkeit schenken, können wir mehr über unsere Gesundheit erfahren. Hier einige Beispiele:

- Verdauungsprobleme können sich in Ihren Füßen zeigen. Wenn Sie eine Wunde am Fuß haben und diese nicht heilen möchte, könnte dies ein Hinweis darauf sein, dass Ihre Verdauung, beziehungsweise ihre Milz, nicht funktionieren. Wenn die Nährstoffe des Körpers erschöpft sind, sind Ihre Füße trocken und schwielig.
- Fußpilz- und Onychomykose-Nägel, die sich gelb färben, spalten und verdicken, sind ein Zeichen der Feuchtigkeit. In der westlichen Medizin werden diese Symptome durch einen Pilz verursacht. In der Traditionellen Chinesischen Medizin (TCM) führt man es auch auf zu hohe Körperfeuchtigkeit zurück. Feuchtigkeit wird durch einen zu hohen Zuckerkon-

sum, gebratenes fettiges und raffiniertes Essen verursacht.

- Fußkrämpfe können Zeichen für Blutmangel, Mineralstoffmangel oder eine Blutstauung sein. Die Krämpfe sind normalerweise mit starken Schmerzen verbunden. Blutmangel führt zu mehr Krämpfen und Unwohlsein.
- Schmerzen in der Unterseite des Fußes deuten auf eine Stagnation in der Niere. Es heißt, die Hektik des heutigen Lebens wirkt darauf ein. In der TCM wird die Plantarfasziitis als eine Manifestation der engen hinteren Faszie betrachtet, die eine Manifestation des Nierenmeridians sein kann. Dieser beginnt am kleinen Zeh, verläuft durch den Fußbogen und fließt dann nach oben durch den Rest des Körpers
- Schmerzen in der Oberseite des Fußes können auf eine Stagnation in der Leber oder im Magen hindeuten.
- Trockene und brüchige Nägel können auf Leberprobleme hinweisen. Laut TCM ist Leberblut durch die Ernährung beeinflusst und wirkt auf die Befeuchtung der Nägel.
- Sollten Ihre trockenen Füße nicht auf Cremes ansprechen, kann es sich um ein Flüssigkeitsungleichgewicht handeln. Wenn die Fersen trocken sind, wäre die TCM-Schlussfolgerung, dass der Körper Flüssigkeiten nicht richtig ausbalanciert, und dass es ein energetisches Ungleichgewicht der Blase oder der Niere gibt.

Yin und Yang

Die Organe des Körpers lassen sich in der fernöstlichen Akupunkturlehre in zwei Gruppen einteilen:

Die Arbeitsorgane sind für die Aufnahme von Nahrung und Verarbeitung der von außen zugeführten Stoffe und der Ausscheidung von nicht brauchbaren Substanzen zuständig. Sie werden dem Yang zugeordnet, da sie dem aktiven Prinzip entsprechen.

Die Speicherorgane sind für die Speicherung der Nahrungsbestandteile und Verteilung der aufgenommenen Energien zuständig. Ihre Funktionen entsprechen dem passiven Prinzip und werden dem Yin zugeordnet.

Zu jedem Yin-Organ gehört ein mitwirkendes Yang-Organ. Beide Organe ergänzen sich in ihrer Tätigkeit und bilden gemeinsam ein Funktionspaar. Das jeweilige Organ arbeitet normal, wenn die Anteile harmonisch zusammenwirken. Kommt es zu einem gestörten Verhältnis dieser Teilkräfte, so führt dies zur Fehlfunktion. Ist das Ungleichgewicht von Yang und Yin stark ausgeprägt oder hält es lange an, erkrankt das zugeordnete Organ funktionell. Wird die Störung nicht beseitigt, erkrankt es auf Dauer manifest. Löst sich eine der beiden Teilkräfte auf, so stellt das Organ seine Funktion ein.

Prinzip der Akupunktur

In diesem Verhalten liegt das Hauptprinzip der Akupunktur begründet: Krankheit ist das Ungleichgewicht der polaren Energien Yin und Yang. Jedem Organ werden eine Reihe von Akupunkturpunkten an der Körperoberfläche zugeordnet, die durch eine Linie, die Meridian genannt wird, verbunden sind. In diesen paarig angelegten energetischen Linien bewegt sich die Lebenskraft durch den Organismus.

»Lo-Linien« bilden energetische Querverbindungen und verbinden gekoppelte Meridiane miteinander. Die längs verlaufenden Linien, die Lo-Linien, strömen längs vom Meridianverlauf und münden tief ins meridianeigene Organ. Die Akupunkturpunkte kann man sich bildlich als Schleusen vorstellen, die die Energie in andere Energiekanäle umleiten. Die Punkte liegen in kleinen Vertiefungen. Die Energie, die immer in Bewegung ist, wenn der Mensch gesund ist, bewegt sich kontinuierlich in die Tiefe und wird über die Punkte an die Oberfläche nach außen geleitet und beeinflusst. Dies veranschaulicht, warum den Meridianen weitere Aufgaben zugeordnet werden: Sie beeinflussen sämtliche Organe und Gewebe, die sich in ihrem Verlaufsgebiet befinden. So hat z. B. der Dickdarmmeridian aufgrund seines Verlaufs Einfluss auf den Zeigefinger, das Handgelenk, den Ellbogen, den Schultermuskel, das Schultergelenk und die Nase.

Yin-Yoga

Yin-Yoga verbindet die Weisheiten des Yoga mit der Traditionellen Chinesischen Medizin. Die Meridiane werden als Energieleitbahnen bezeichnet. Man spricht von zwölf Hauptleitbahnen (Meridianen), wovon jeder Meridian einem Funktionskreis beziehungsweise Organsystem zugeordnet ist.

Laut der TCM ist es für unsere Gesundheit notwendig, dass die Energie, das Chi, frei durch die Energieleitbahnen fließt. Viele Methoden wie Shiatsu, Schröpfen, Moxen, Tuina und Yin-Yoga arbeiten mit den Meridianen. Im Yin-Yoga werden die Meridiane durch langes passives Halten vitalisiert und gereinigt. Vom Effekt her wird Yin-Yoga mit einer Akupressurbehandlung verglichen. Durch verschiedene Übungen werden verschiedene Meridiane im Körper getriggert. Manchmal fokussiert man sich auf einen speziellen Meridian oder versucht, alle Hauptmeridiane anzusprechen, um den gesamten Energiefluss im Körper zu integrieren. Die Zuordnung der Energiemeridiane 3 bis 14 verlaufen paarig:

Dünndarmmeridian
Verlauf: beginnt am äußeren Nagelfalzwinkel der kleinen Finger, endet am Punkt zwischen Tragus und Kiefergelenk vor den Ohren. Die Energie fließt von unten nach oben. Schwächung: Kniebeschwerden, u.a. Knacken im Knie, Nackenverspannungen (2. Halswirbel), Entscheidungsschwierigkeiten, Verdauungsbeschwer-

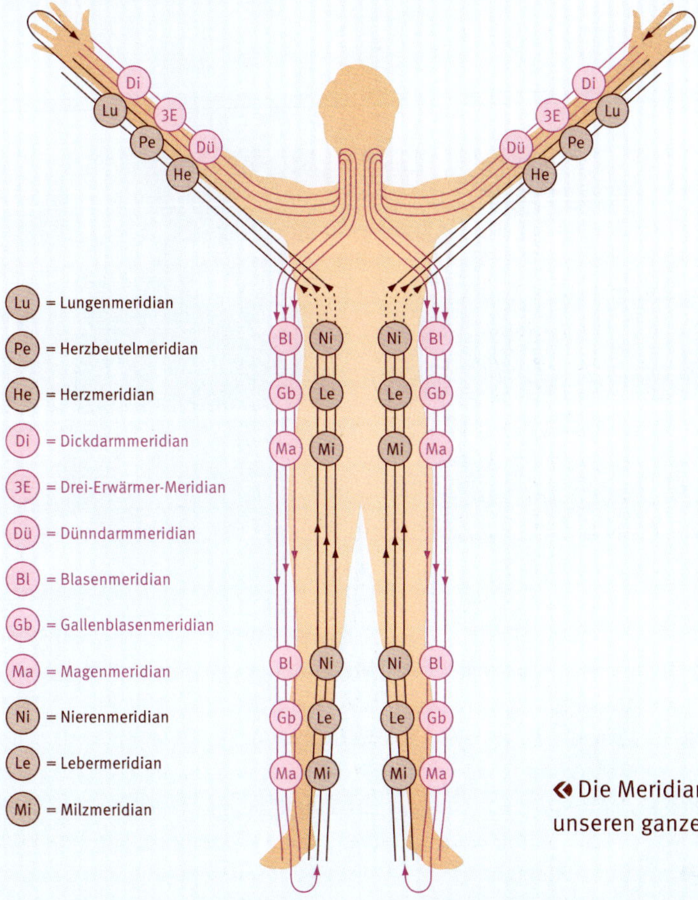

Die Meridiane durchziehen unseren ganzen Körper.

den, Krämpfe im unteren Darmbereich, Mundschleimhaut-Entzündungen (Abszesse), Nasennebenhöhlen-Entzündung (Sinusitis).

Blasenmeridian

Verlauf: beginnt an den Winkeln zwischen Augenhöhle und Nasenwurzel, endet an den äußeren Nagelfalzwinkeln der kleinen Zehen. Die Energie fließt von oben nach unten. Schwächung: schwache Knöchel, Rückenschmerzen, Körperhaltung (Haltung im Leben), Selbstkontrolle, Selbstdisziplin, Blasenschwäche, Konzentrationsschwäche, Wadenkrämpfe, Kälteempfindlichkeit, Ischias, Oberkiefer, Wasserhaushalt, tränende Augen, laufende Nase.

Herzbeutelmeridian

Verlauf: beginnt eine Daumenbreite neben den Brustwarzen, endet an den daumenseitigen Nagelfalzwinkeln der Mittelfinger. Die Energie fließt von oben nach unten. Schwächung: Blutdruck, Kreislaufsystem, Sexualität, Wächter des Herzens, Helfer-Syndrom, bei Frauen Beziehung zum Partner, bei Männern Beziehung zur Mutter, Prostata, Infektionen der Blutwege.

Fußreflexzonenmassage

Lernen Sie, Ihre Füße durch eine spezielle Massage zu verwöhnen. So können Sie auf den gesamten Körper Einfluss nehmen. Schenken Sie sich regelmäßig Momente für ihre persönliche Heilung.

In der Theorie der Fußreflexzonenmassage werden alle Organe des Körpers mit diversen Punkten am Fuß verbunden. Diese Punkte werden als Fußreflexzonen bezeichnet. Wenn wir diese Zonen aktivieren, sei es durch eine Massage mit der Hand oder einen Faszienball, stimulieren wir damit die Funktion der zu dem Punkt korrespondierenden Organe.

Die Fußreflexzonenmassage gehört, wie alle Arten der Reflexzonenmassage, zu den Umstimmungstherapien. Diese basiert auf der Vorstellung, dass die Füße über Nervenbahnen mit allen Organen des Körpers verbunden sind.

Beispielsweise soll der Bereich unter dem großen Zeh mit der Hirnhälfte der gleichen Seite verbunden sein, ein bestimmter Bereich am Ballen des linken Fußes dagegen mit dem Herzen. Treten schon bei leichtem Druck Schmerzen an den entsprechenden Stellen auf, soll das auf eine Erkrankung des entsprechenden Organs hinweisen. Über eine Massage der Bereiche lassen sich Beschwerden lindern und die Selbstheilungskräfte anregen. Die Fußreflexzonenmassage wird daher ergänzend zur Schulmedizin eingesetzt. Lokal bewirkt die Fußreflexzonenmassage eine Verbesserung der Durchblutung und des peripheren Lymphabflusses.

Wie führt man eine Fußreflexzonenmassage durch?

Reiben sie zunächst Massageöl zwischen Ihren Handflächen, so entsteht Wärme und das Öl verteilt sich. Streichen Sie einmal sanft über die Fußsohle, die Ferse und die Zehen. Um Ihre Gelenke zu lockern, schieben und dehnen Sie sanft Ihre Zehen. Sie können Verspannungen lösen und Schmerzen wegmassieren. Richten Sie Ihre Aufmerksamkeit auf die Reflexzonen und drücken Sie bewusst die Stellen mit Verbindung zum Schmerzzentrum.

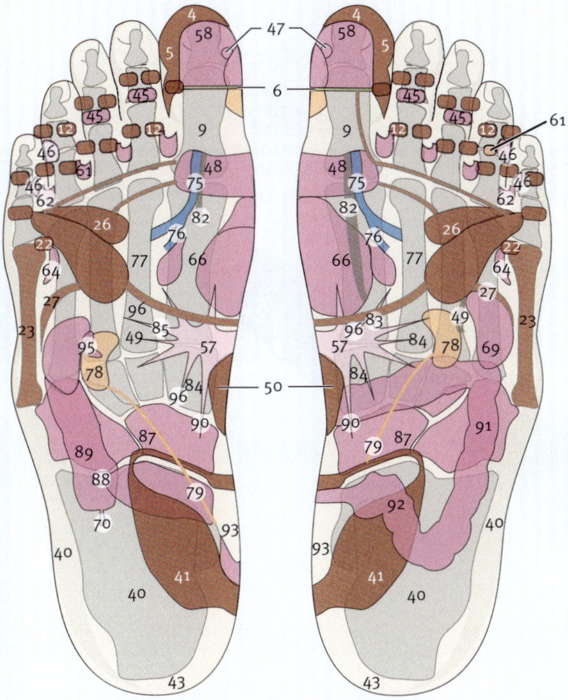

Rechte Fußsohle Linke Fußsohle

4 Schädeldach
5 Schläfen, seitlicher Kiefer
6 Schädelbasis
9 Nackenmuskulatur
12 Zähne
22 Schultergelenk
23 Oberarm, Ellenbogen
26 Schulterblatt
40 Gewebe Bauch/Becken
41 kleines Becken
43 Sitzbeinhöcker
45 Auge
46 Ohr
47 Hypophyse
48 Bezugszone Schilddrüse
49 Nebenniere
50 Bauchspeicheldrüse
57 Sonnengeflecht
58 Großhirn und Kleinhirn
61 Eustachische Röhre
62 Lymphe Kopf/Hals
64 Achsel-Lymphknoten
66 Bezugszone Herz
69 Milz
70 Appendix
75 Luftröhre, Bronchen
77 Lunge
78 Niere
79 Harnleiter
82 Speiseröhre
83 Mageneingang (Kardia)
84 Magen
85 Dünndarm/Zwölffingerdarm
87 Dünndarm/Leerdarm und Krummdarm
88 Bauhin-Klappe
89 aufsteigender Dickdarm
90 querliegender Dickdarm
91 absteigender Dickdarm
92 Sigmardarm
93 Rektum
95 Gallenblase
96 Leber

Die Fußreflexzonen nach H. Marquardt

Bei der Fußreflexzonenmassage geht es vordergründig darum, Druck auf die richtigen Stellen auszuüben, um Nerven zu entspannen und Schmerzen zu beruhigen. Aktivieren Sie den Druck ein bis fünf Sekunden. Die Intensität können Sie so wählen, dass ein Wohlfühlschmerz entsteht und kein Gegendruck aufgebaut wird. Danach können Sie die Füße noch ein paar Minuten weitermassieren, um anschließend für eine kurze Zeit zu ruhen und die Wirkung wahrzunehmen.

Wann führt man eine Fußreflexzonenmassage durch?

Die Fußreflexzonenmassage dient als unterstützende Maßnahme vor allem bei chronischen Erkrankungen wie Schmerzen, Erkrankungen des Skeletts oder der Muskulatur, Sportverletzungen, Verdauungsbeschwerden, Migräne und andere Kopfschmerzen, Menstruationsbeschwerden und Allergien.

Auch bei psychischen Belastungen wie Schlafstörungen, Depressionen, Erschöpfungszuständen und Stress kann die Fußreflexzonenmassage als ergänzende Therapie angewendet werden.

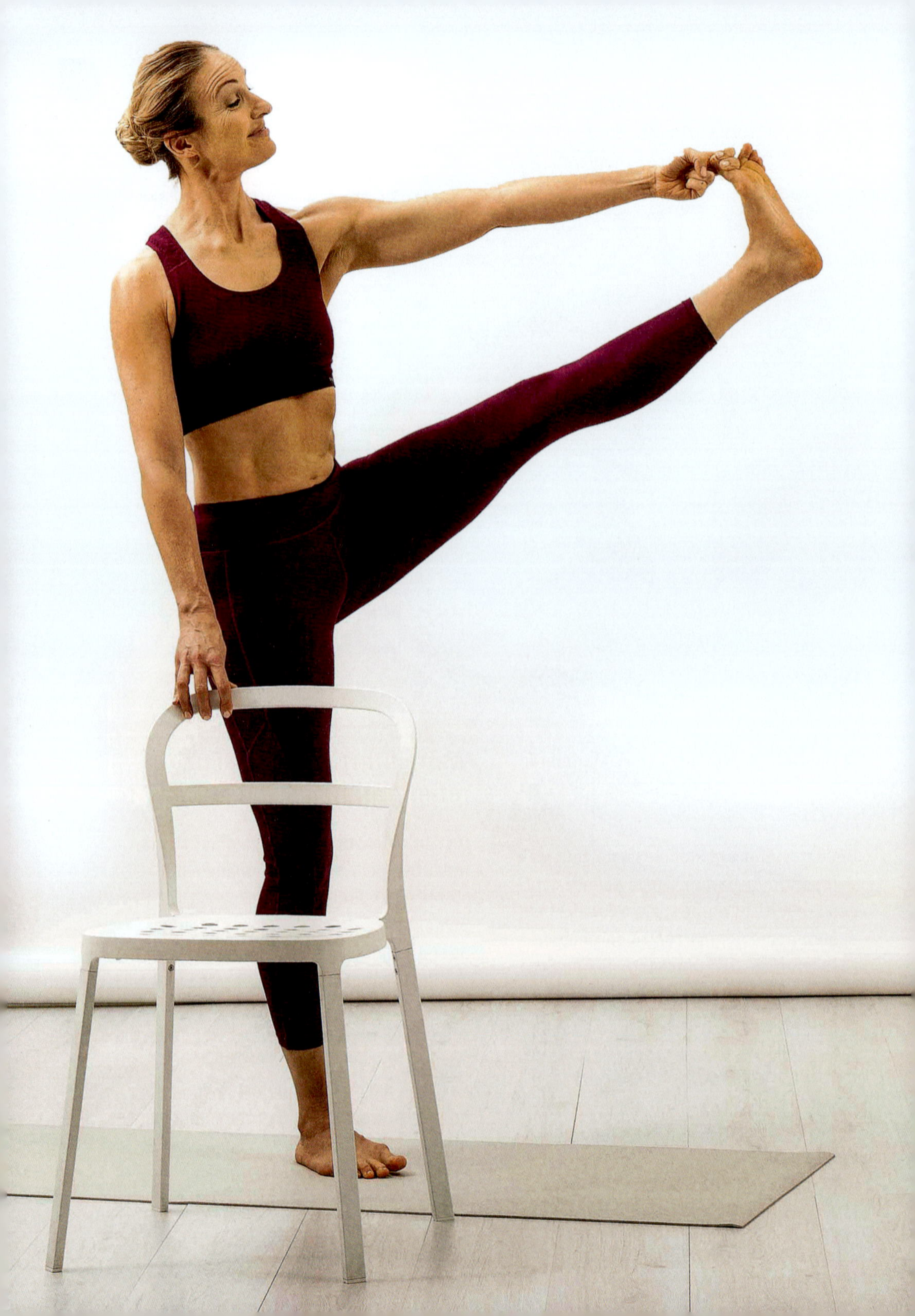

Von der Theorie zur Praxis

Hier finden Sie Yoga-Übungsanleitungen, die Sie in Ihren Alltag integrieren können. Mithilfe dieser Übungen können Sie Ihr inneres Gleichgewicht wiederfinden.

Richtig üben

Suchen Sie sich einen Ort der Ruhe. Vielleicht haben Sie einen speziellen Raum, in dem Sie ihre Yoga-Matte ausrollen möchten? Und dann beginnen Sie.

Vielleicht möchten Sie sich eine Kerze anzünden? Dies kann für Sie zu einem symbolischen Wert werden, der den inneren Frieden und Ruhe herbeiführen kann. Optimal ist es, wenn Sie während ihrer Praxis ungestört agieren können. So kommen Sie in Ihre eigene Kraft.

Es gibt eine große Auswahl an Yoga-Matten. Welche ist nun die richtige für Sie? Die Matte sollte rutschfest sein. Yoga-Blöcke können auch durch einen anderen Gegenstand wie zum Beispiel ein dickes Buch ersetzt werden. Mit der Zeit können Sie in das eine oder andere Hilfsmittel investieren. Kissen oder Decken hat man zu Hause sicherlich zur Hand. Sehr wichtig ist es, die eigenen Grenzen zu erkennen und zu respektieren. Zwingen oder schieben sie sich bitte nicht in Haltungen, die sich nicht gut anfühlen.

Jede Übung braucht ein Fundament

Um ein gesundheitsorientiertes Training zu praktizieren, ist es wichtig, alle Übungen aus einer korrekten Ausgangstellung heraus durchzuführen. Ich spreche in diesem Zusammenhang auch von einer neutralen Körperhaltung.

Diese sieht folgendermaßen aus: Ihr Kopf ist die Verlängerung der Wirbelsäule, Sie machen ein leichtes Doppelkinn und die Schultern sind entspannt. Das Brustbein, also Ihr Brustkorb, ist leicht angehoben und der Nacken ist gerade. Sie können sich selbst kontrollieren, indem Sie sich seitlich vor einen Spiegel stellen. Stellen Sie sich aufrecht mit leicht gebeugten Knien. Die Wirbelsäule verläuft normalerweise in einer doppelten S-Form. Diese müsste nun im Profil ersichtlich sein. Ihr Körpergewicht liegt über den Fersen und Ihr Bauch ist lang gestreckt. In dieser Haltung ist der Belastungsdruck für die Wirbelkörper am geringsten und somit auch am wenigsten anfällig für Verletzungen. Die stabilisierende Rumpfmuskulatur ist für die Körperhaltung von großer Bedeutung.

Achten Sie auch tagsüber immer wieder auf eine korrekte Körperhaltung. Integrieren Sie diese Haltung einfach in Ihren Alltag. Ob Sie beim Einkaufen in der Schlange stehen oder im Auto sitzen, beim Essen oder im Büro – überall sollten Sie auf eine richtige Körperhaltung achten. Übung macht auch hier den Meister und schnell wird es von Tag zu Tag leichter fallen.

Verletzungen vermeiden

Das Fußgelenk ist kein sonderlich stabiles Gelenk und daher einer großen Verletzungsgefahr ausgesetzt. Grundsätzlich gilt es, die meisten Bewegungen zum Schutz der Gelenke kurz vor der maximalen Streckung kontrolliert zu stoppen. Langsame kontrollierte Bewegungen und Sprünge sollten möglichst weich abgefedert werden. Dazu gibt man einfach in den Knien nach.

Sie bekommen für jede Bewegung eine genaue Anweisung für die Körperausrichtung und den Körperschwerpunkt. Der Körperschwerpunkt hängt mit der Schwerkraft zusammen und dem Bewegungsablauf liegen biomechanische Ursachen zugrunde. Das heißt, dass man sich bei dem Bewegungsablauf immer an den gegebenen körperlichen Voraussetzungen orientieren muss und gegebenenfalls auch auf die ein oder andere Übung besser verzichtet. Eine extreme Überstreckung oder Überdehnung ist mit der richtigen Bewegungstechnik so gut wie ausgeschlossen.

Frauen sind häufig sehr gelenkig. Wenn jemand sehr lockere Bänder und bereits sehr gedehnte Sehnen hat, ist es wichtig, die Muskulatur zur Stabilisierung und Sicherung der Gelenke zu kräftigen. Willentlich sind Sie in der Lage, über 650 Muskeln zu bewegen, jedoch unbewusst werden automatisch noch wesentlich mehr Muskeln bewegt.

Die Anspannung der Muskulatur nennt man Kontraktion. Dabei ziehen sich Muskelfasern aufgrund von Impulsen der Nerven zusammen. Bänder und Sehnen verbinden den Muskel mit dem Skelett. Die körperliche Bewegung entsteht durch die Kraft der Muskulatur und wird über die Sehnen an die zu bewegenden Knochen übertragen. Jedes einzelne Gelenk wird von einer Muskelgruppe umhüllt, um es zu fixieren und zu sichern. Bei einer Bewegung gibt es immer Muskelpaare, die gegeneinander agieren. Der Agonist ist der Muskel, der die Bewegung in einem bestimmten Moment durchführt, während der Antagonist für ein langsames Nachgeben und für die richtige Dosierung der Bewegung sorgt. Durch Zunahme Ihrer Spannung fördern Sie ein sanftes Abbremsen der durchgeführten Hauptbewegung.

Wenn von der Rumpfmuskulatur gesprochen wird, ist damit die Rücken-, Bauch-, Becken- und Gesäßmuskulatur gemeint. Die oberen Extremitäten umfassen Brust-, Schulter- und Armmuskulatur. Wenn von den unteren Extremitäten die Rede ist, handelt es sich um die Beine und Waden, wobei der Gesäßmuskel auch hier dazugezählt werden kann, da er die unteren Extremitäten mit dem Rumpf verbindet.

Um seinen Körper langfristig und dauerhaft zu verändern, sollte man sich bei der Programmerstellung im Klaren darüber sein, wie das genaue Ziel aussehen soll. Bei der Vorstellung der einzelnen Übungen gehe ich jeweils kurz auf den zu trainierenden Muskel und seine besonderen Merkmale ein. Achten Sie grundsätzlich bei allen Übungen auf eine fließende Atmung und wenn Sie dann etwas geübter sind, sollten Sie auch auf wichtige Feinheiten bei der Atmung achten. Bei der Anspannungsphase können Sie ausatmen, während Sie bei der Entspannungsphase wieder einatmen. Die Übungszyklen können acht- bis zehnmal wiederholt werden. Folgende zwei Grundelemente des Yoga sollten Sie bei jeder Übung beachten: Pada Bandha und Drishti.

Fußverschluss – Pada Bandha

Der Fußverschluss, Pada Bandha, wird im Yoga in alle Standpositionen integriert. Besonders in Balance-Haltungen ist diese Haltung wichtig. Hier wird der Fokus gezielt auf den Fuß gelenkt. Dabei aktivieren Sie Quer- und Längsgewölbe im Fuß. Parallel dazu werden alle Fußmuskeln, Bänder, Sehnen, Knochen und Knorpel optimal belastet. Mit dieser Haltung aktivieren Sie Ihre Beininnenseiten. Die dadurch erreichte innere Aufrichtung setzt sich durch den gesamten Körper fort. Durch das Aktivieren von Pada Bandha verwurzeln Sie sich und gewinnen Stabilität. Nun kann sich eine energetische Kraft spiraldynamisch durch Beine, Hüfte und Wirbelsäule hinauf bis zum Hinterkopf fortführen. Je stabiler Sie dieses Fundament setzen, desto höher ist der Schutz vor Fußverletzungen, insbesondere der Bänder und Sehnen. Dies beugt automatisch Knieschmerzen vor und ist deshalb unerlässlich für alle Steh- und Balance-Haltungen.

Wenn Sie diese Haltung regelmäßig üben, verinnerlichen Sie zugleich das optimale Stehen und Gehen und Sie beugen damit proaktiv sämtlichen Krankheiten, wie

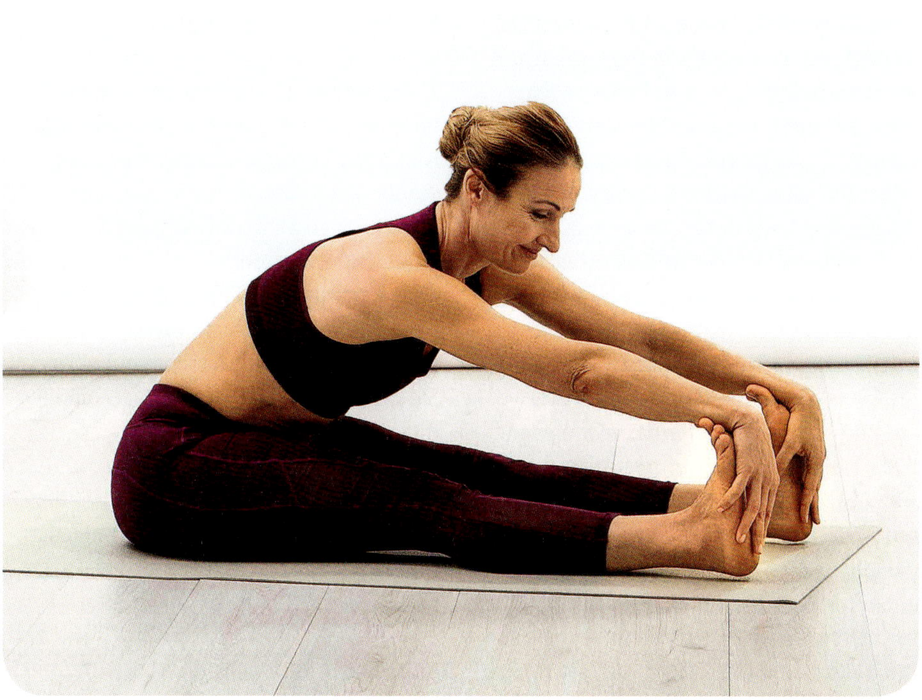

Senk-, Spreiz- und Plattfüßen, und einem Hallux valgus vor.

Fokus des Geistes – Drishti

Drishti ist die Definition vom Fokus des Geistes während der Yoga-Praxis. Das, worauf wir unseren Fokus richten, wird sich entwickeln. Wenn der Geist auf einen ruhigen Punkt oder eine positive Absicht gebunden ist, weiß auch der Körper, wem er folgen darf. Beim Yoga für die Füße richten Sie Ihre Aufmerksamkeit auf das positive Ergebnis, das Ihre Übungen bewirken sollen. Ihr geistiger Fokus kehrt immer wieder zurück zu Ihrem Fuß-Bandha, auch im Alltag.

Drishti auf der Yoga-Matte bedeutet, den Blick auf einen Punkt zu richten. Wenn Sie sich auf einen Punkt konzentrieren, werden Sie Ihr Nervensystem beruhigen, sich auf das Wesentliche konzentrieren, um Ihre Einsicht von innen zu wecken. Dies ermöglicht es Ihnen, Ihre innere Führung zu nutzen, anstatt von all der Stimulation abgelenkt zu werden, die ständig um Sie herum stattfindet. Konzentrieren Sie sich auf einen Punkt, der sich nicht bewegt, um dann den Blick weicher werden zu lassen. Während Sie den einen Punkt sehen, können Sie auch die Umgebung bewusst wahrnehmen. So sind Sie offen und empfänglich für das Leben.

Beispielsweise habe ich mein Drishti verwendet, als ich daran arbeitete, mich von meinem Hallux valgus zu heilen. Mein Blick war auf die Gesundheit des Fußes gerichtet, was ich aß und wie ich mich selbst im Alltag bewegte und mich um mich selbst kümmerte. Meine Fußmassage bei jeder Gelegenheit zu integrieren, war mein täglicher Fokus.

Integrieren auch Sie Ihr Drishti sowohl im Alltag als auch auf der Yoga-Matte auf Ihr persönliches Thema. Wenn es Ihr Ziel ist, sich schmerzfrei zu fühlen und Sie dies erreichen wollen, dann fokussieren Sie sich auf ein Bild der Gesundheit bei jedem Atemzug und jedem Moment auf der Matte. Bei jeder Unterhaltung, sogar bei denen, die sie mit sich selbst führen. Wenn die Befreiung vom Fersensporn Ihr Ziel ist, kann Ihr Drishti auf der Matte bedeuten, die Kindshaltung einzunehmen und sich zu visualisieren, wie Sie geschmeidig beim Spazieren voranschreiten. Ohne Drishti sind Sie einfach sinnlos in Bewegung, ohne Absicht und ohne Ziel. Ohne Absicht kann man Sie in jede Richtung schieben, da man leicht die Ansicht der anderen übernimmt. Wenn Sie an Ihrem Ziel dranbleiben und sich Ihre höhere Absicht vor Augen halten, wird es Ihnen leichtfallen, »nein« zu sagen, wenn etwas nicht Ihrer Absicht dient.

Praktische Hinweise

Trainingsdauer: Die Trainingsdauer hängt natürlich davon ab, wie viel Zeit Ihnen zur Verfügung steht. Wenn Sie wenig Zeit haben, ist es besser, weniger Übungen auszuwählen, als gar nichts zu machen. Sie können sich selbst einen Plan zusammenstellen, in dem die wichtigsten Übungen, die zu Ihren Zielen passen, integriert sind. Ansonsten können Sie gelassen alle Übungen nacheinander durchführen.

Dauer der jeweiligen Übungen: Wiederholen Sie dynamische Übungen viermal hintereinander. Statische Übungen können Sie fünf Atemzüge lang halten.

Intensität: Sollten Sie sich unwohl fühlen beziehungsweise die Luft anhalten müssen, ist dies grundsätzlich ein Signal Ihres Körpers dafür, dass Sie die Intensität zurückschrauben sollen oder die Übung modifizieren, sprich vereinfachen, sollten. Dies erwähne ich immer wieder in der Übungsbeschreibung. Es macht mehr Sinn, die Übung leichter durchführen, als diese komplett zu streichen. Im Laufe der Zeit gewöhnen Sie sich daran und können die Intensität wieder steigern.

Frequenz: Es wäre wirkungsvoll, wenn Sie die Übungen zwei- bis dreimal in der Woche durchführen. Viele meiner Teilnehmer genießen die Wirkung so sehr, dass Sie täglich praktizieren. Sie werden die für Sie optimale Frequenz finden, die sich gut anfühlt und zu Ihrem Alltag passt.

Ausgewogenheit: Auch wenn Sie möglicherweise nur an einem Fuß Herausforderungen oder Schmerzen mitbringen, möchte ich Sie hiermit dazu ermutigen, ein ausbalanciertes Training sowohl mit der rechten als auch der linken Körperseite zu integrieren.

Variationen: Um die intramuskuläre Koordination zu stimulieren, lade ich Sie dazu ein, öfters kleine Veränderungen der Übungen einzubauen. Durch diese Variationen werden unterschiedlichste Muskeln angesteuert. So werden zum Beispiel in Balance-Übungen durch Anheben der Ferse verschiedenste Kleinstmuskeln aktiviert und geschult, die im Alltag zu kurz kommen. Bei den unterschiedlichsten Asanas habe ich diese Varianten besonders für Anfänger auch mit dem Einsatz von Hilfsmitteln beschrieben. Eine weitere Steigerung einer solchen Balance-Übung können Sie ganz einfach erreichen, wenn Sie dabei Ihre Augen schließen. Interessant, welchen Schwankungen Ihr Körper dabei unterliegt.

Beim Beinbeugen, zum Beispiel bei der Übung Blitz (Seite 60), kann es zu Beginn eine Herausforderung darstellen, Ihr Knie über der Ferse zu halten. Um die Stabilität des Kniegelenks zu wahren, heben Sie Ihre Zehen an, wodurch Sie automatisch Ihr Gewicht auf die Ferse verlagern.

Die Berghaltung

Tadasana

Ausgangsstellung Sie stehen aufrecht. Sie machen sich groß und wachsen innerlich über sich hinaus.

Ausführung Wachsen Sie aus dem Stand in die Höhe. Balancieren Sie gleichmäßig auf den Füßen. Die Zehen sind dabei lang gestreckt. Schieben Sie die Fußaußenkante und alle Zehenkuppen in den Boden. Ihr Steißbein strahlt in Richtung Boden, die Schambeinknochen sind nach vorne gerichtet. Der lange Bauchmuskel ist nach innen gezogen, der Brustkorb ist weit geöffnet, die Schultern sind tief. Strecken Sie die Arme mit Kraft in Richtung Boden, die Finger sind dabei lang gestreckt. Machen Sie ein leichtes Doppelkinn und einen langen Hals. Die Krone strebt zum Himmel.

Bandhas Die Füße sind aktiv, Beckenboden und Bauchnabel sind nach innen hochgezogen.

Ziel Diese Übung arbeitet bewusst gegen den Knick beim Knickfuß und ist eine fantastische Übung für eine gute Haltung.

Drishti Ihr Blick ist ruhig auf einen Punkt auf dem Boden oder geradeaus fixiert.

Kontraindiziert Bei Schwindelgefühl können Sie sich gerne an eine Wand anlehnen.

Hintergrund Um dem Hallux valgus entgegenzuwirken, schieben Sie die großen Zehen etwas zueinander und drücken Sie sie aktiv in den Boden. Diese Übung ist sehr gut gegen Senk-, Platt- und Spreizfuß.

Hilfsmittel Sie können sich auf ein gefaltetes Handtuch stellen, um zusätzlich die intramuskuläre Koordination zu trainieren und um den Stand auszubalancieren.

Variationen Erkennen Sie eindeutig die vier Fußsohlenpunkte beider Füße im Stehen: Fersen gerade, die Großzehengrundgelenke haben Bodenkontakt.

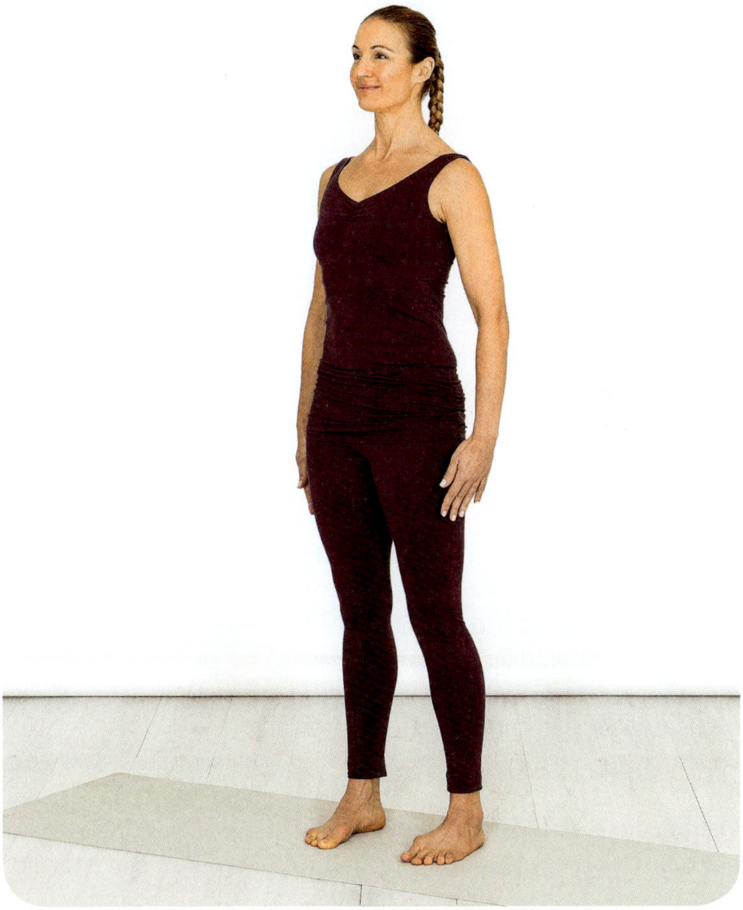

Zehenstand

Ardha Padangustasana

Ausgangsstellung Sie stehen aufrecht. Sie machen sich groß und wachsen innerlich über sich hinaus. Achtsam heben Sie die Fersen an, um sich auf den Zehenspitzen auszubalancieren.

Ausführung Wachsen Sie aus dem Stand in die Höhe, balancieren Sie auf den Zehen gleichmäßig. Die Zehen sind lang gestreckt. Gehen Sie auf die Zehenspitzen und balancieren Sie gleichmäßig Ihr gesamtes Körpergewicht auf den Zehen. **(1)**

Bandhas Die Füße sind aktiv, der Beckenboden und der Bauchnabel sind nach innen hochgezogen. Bilden Sie ein leichtes Doppelkinn und einen langen Hals. Geben Sie Kraft in die Hände.

Ziel Mit dieser Übung verbessern Sie die Beweglichkeit der Fußgelenke. Die Kraft in den Fußmuskeln wird integriert und die intramuskuläre Koordination der Fuß- und Beinmuskulatur wird durch das kontinuierliche Ausbalancieren aktiviert. Das Gleichgewicht wird geschult.

Drishti Ihr Blick ist ruhig auf einen Punkt auf dem Boden gerichtet oder geradeaus fixiert.

Kontraindiziert Bei Schwindelgefühl können Sie sich gerne an eine Wand anlehnen. Bei Verletzungen im Sprunggelenk oder der Achillessehne sollten Sie die Übung achtsam modifizieren.

Hintergrund Die Achillessehne verbindet die Wadenmuskeln mit dem Fersenbein. Durch die Kräftigung des vorderen Fußes und die Dehnung der Achillessehnen sowie des Wadenmuskels arbeiten Sie gezielt gegen Senk-, Platt- und Spreizfuß.

Hilfsmittel Sie können die Fersen auf einem kleinen Faszienball oder einem Tennisball positionieren, um die Höhe zu Beginn zu unterstützen.

Variationen Beugen Sie die Beine. Heben Sie auf halber Höhe zu Beginn die Fersen an. **(2)** Sie können den Zehenstand im Wechsel rechts und links durchführen, um die Gelenke und die kleinen Fußmuskeln progressiv auf den Zehenstand vorzubereiten.

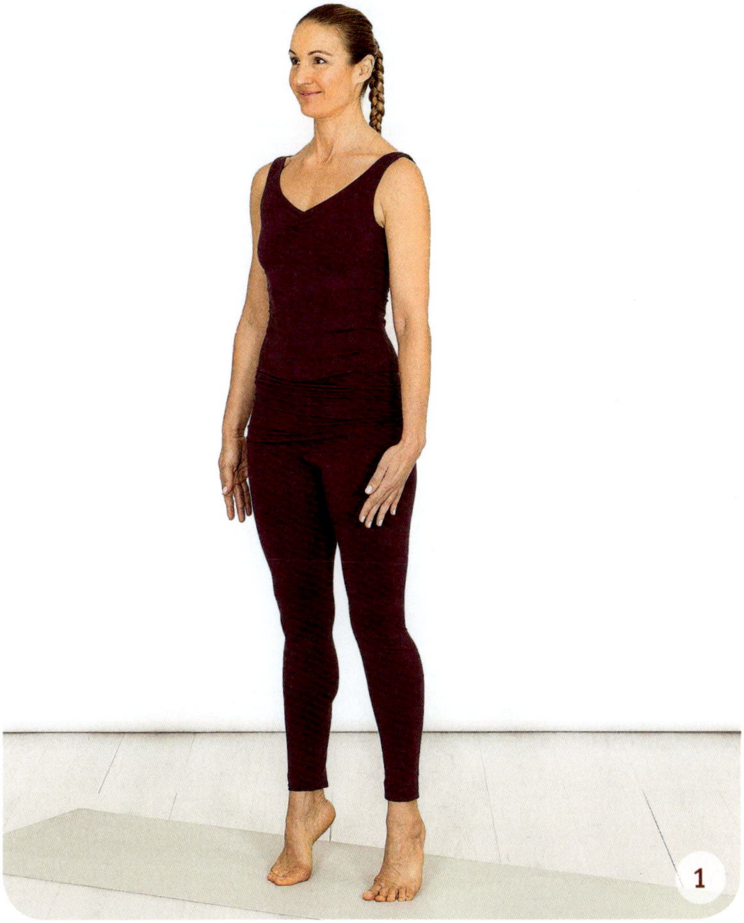
1

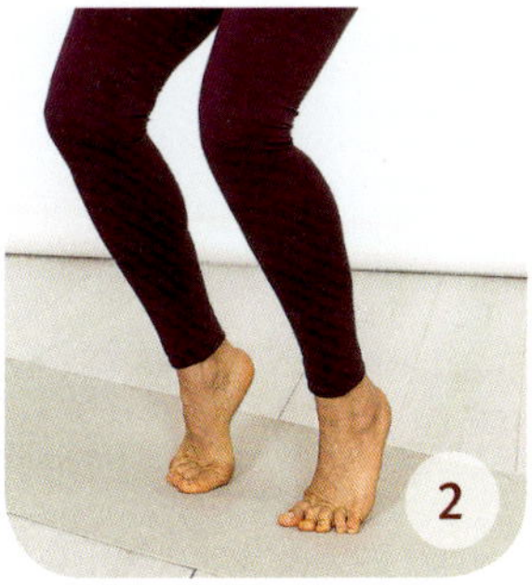
2

Fußrückenstand mit Beinwechsel

Ausgangsstellung Sie stehen aufrecht. Sie machen sich groß und wachsen innerlich über sich hinaus.

Ausführung Sie heben ein Bein an und schieben die Rückseite der Zehen in den Boden. Ihr Knie zeigt wie ein Pfeil nach vorne. Aktiv schieben Sie die Zehen in den Boden, um den Bewegungsradius zu erweitern.

Bandhas Die Füße sind aktiv, der Beckenboden und der Bauchnabel sind nach innen hochgezogen. Bilden Sie ein leichtes Doppelkinn und einen langen Hals. Geben Sie Kraft in die Hände.

Ziel Die Beweglichkeit und Kraft der Fußgelenke und Zehen werden verbessert.

Drishti Ihr Blick ist ruhig auf einen Punkt auf dem Boden oder geradeaus fixiert.

Kontraindiziert Bei Schmerzen in der Dehnung am Fußgelenk beachten Sie Ihre Atmung. Wenn Sie die Luft anhalten, signalisiert Ihr Körper, dass er überlastet wird. Dann reduzieren Sie einfach den Reiz. Bei Verletzungen im Sprunggelenk oder der Achillessehne sollten Sie die Übung achtsam modifizieren.

Hintergrund Eine Vergrößerung des Knochens hinten an der Ferse verursacht oder verschlimmert die Haglund-Deformität. Dies trägt zu einer hinteren Achillobursitis bei. Alle Erkrankungen, die die Achillessehne zusätzlich belasten, können eine vordere Achillobursitis auslösen.

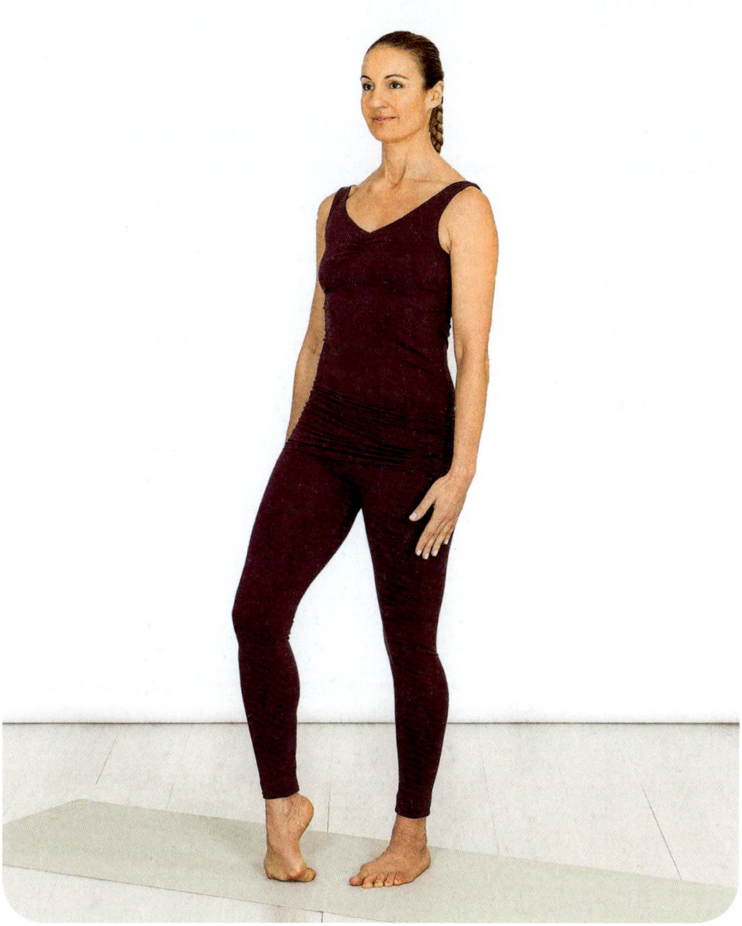

Fußaußenkantenstand

Ausgangsstellung Sie stehen aufrecht. Sie machen sich groß und wachsen innerlich über sich hinaus.

Ausführung Sie heben die jeweilige Innenseite Ihres Fußes an und schieben die Fußaußenkanten in den Boden. Ihre Knie sind weich. Achtsam schieben Sie die Fußaußenkante in den Boden, um den Bewegungsradius zu erweitern. **(1)**

Bandhas Die Füße sind aktiv, der Beckenboden und der Bauchnabel sind nach innen hochgezogen. Bilden Sie ein leichtes Doppelkinn und einen langen Hals. Geben Sie Kraft in die Hände.

Ziel Sie verbessern die Beweglichkeit der Fußgelenke.

Drishti Ihr Blick ist ruhig auf einen Punkt auf dem Boden oder geradeaus fixiert.

Kontraindiziert Bei Verletzungen im Sprunggelenk oder der Achillessehne sollten Sie die Übung achtsam modifizieren.

Hintergrund Dehnen ist hilfreich, um das verengte Gewebe wieder zu wässern und mit Nährstoffen zu versorgen. So können Schlackstoffe abtransportiert werden. Oft ist die Ursache der Beschwerden eine ständige Zugbelastung der Verbindungsstelle zwischen Achillessehne und Fersenbein. Dies kann durch falsches Schuhwerk oder bei Läufern durch einen ungünstigen Laufstil bedingt sein. Verkürzte Wadenmuskeln durch eine vorwiegend sitzende Lebensweise, Übergewicht oder sportliche Überlastung erhöhen das Risiko einer Erkrankung.

Hilfsmittel Stützen Sie sich an einer Wand oder einem Stuhl ab, um das Gleichgewicht zu wahren.

Variationen Bewegen Sie die Beine einzeln in die Außenkanten und holen Sie die Stabilität aus einem Standbein. **(2)** Nehmen Sie ganz bewusst den Unterschied der jeweiligen Übungen im Fuß wahr. Experimentieren Sie und finden sie die beste Variante, die Ihnen hilft.

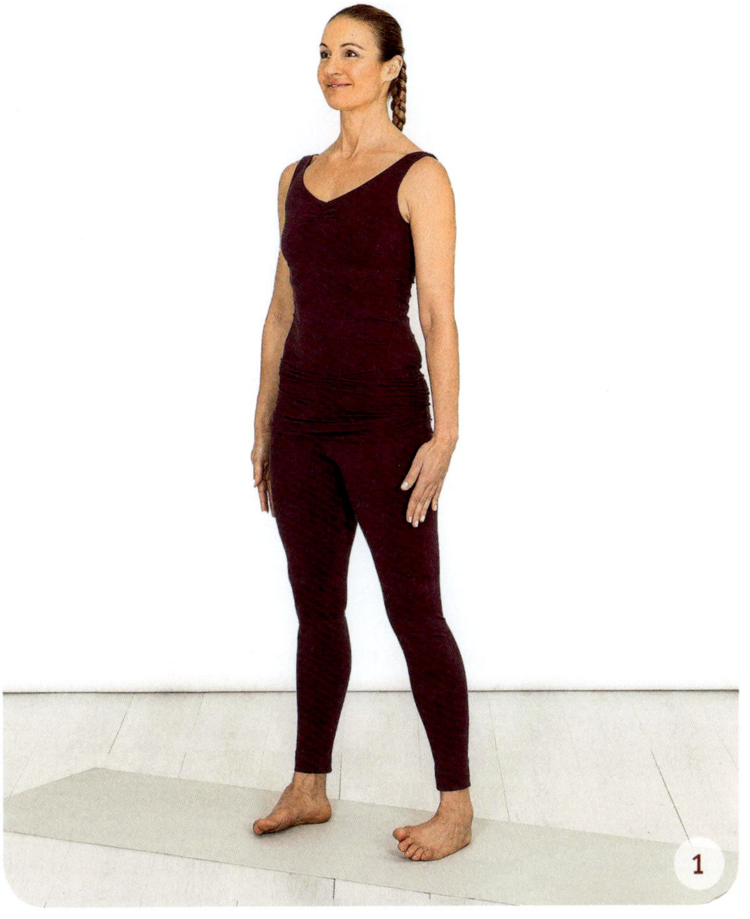

1

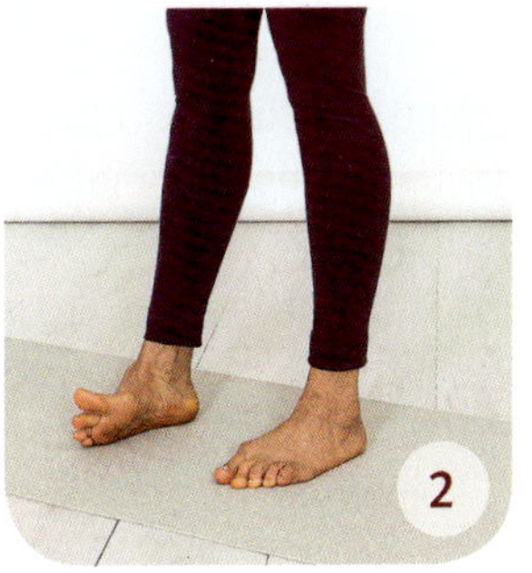

2

Zehenfächer

Ausgangsstellung Sie stehen aufrecht. Sie machen sich groß und wachsen innerlich über sich hinaus.

Ausführung Der gesamte Körper wird in die Länge gezogen, vitalisiert und ist voller Kraft. Heben Sie alle Zehen an und legen Sie sie einzeln, quasi in Form eines halben Seesterns, wieder am Boden ab. Bauen Sie mit den Kuppen der Zehen Kraft auf, ohne dabei die Zehen in den Boden zu krallen. Die Zehen bleiben lang gestreckt. **(1)**

Bandhas Die Füße sind aktiv, der Beckenboden und der Bauchnabel sind nach innen hochgezogen. Bilden Sie ein leichtes Doppelkinn und einen langen Hals. Geben Sie Kraft in die Hände.

Ziel Die Beweglichkeit und Kraft der Zehen und Gelenke werden verbessert. Ziel ist es, dass Ihre Fußnägel gleichmäßig nach oben schauen. Helfen Sie bei Bedarf mit der Hand nach.

Drishti Ihr Blick ist ruhig auf einen Punkt auf dem Boden oder geradeaus fixiert.

Kontraindiziert Bei Schmerzen in den Zehen beachten Sie Ihre Atmung. Wenn Sie die Luft anhalten, signalisiert Ihr Körper, dass er überlastet wird. Dann reduzieren Sie einfach die Intensität der Übung bzw. den Reiz. Bei Verletzungen im Sprunggelenk oder der Achillessehne sollten Sie die Übung achtsam modifizieren.

Hintergrund Bei einer Ballenzehe steht das Grundgelenk der großen Zehe hervor. Fehlhaltungen und -bewegungen des Gelenks scheinen das Gelenk zwischen großer Zehe und Fuß zu verformen oder zu vergrößern. Das Gelenk kann ganz oder teilweise von Schmerzen und Schwellungen befallen sein. Speziell der Zehenfächer übt, das Gewicht gleichmäßig zu verteilen und das Gelenk zu entlasten.

Hilfsmittel Stellen Sie sich an eine Wand und versuchen Sie, aktiv die Zehen in die Länge zur Wand hin zu ziehen. Sollten Sie zu Beginn die Zehen nur schwer auseinanderbringen, so können Sie mit Wattebällchen die Zehen passiv auseinanderbringen. **(2)**

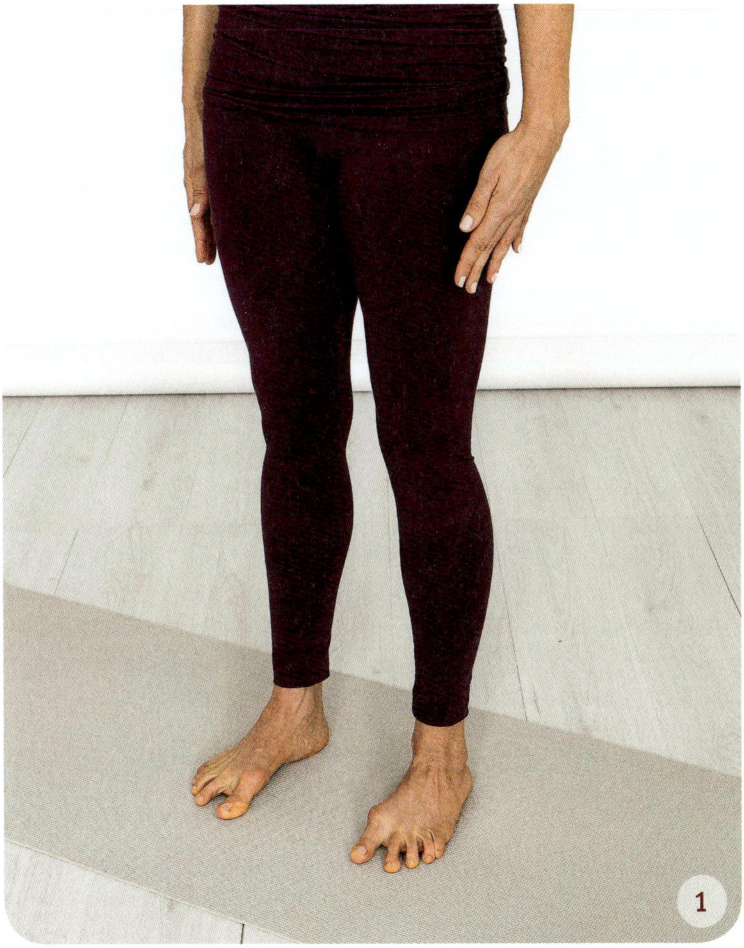

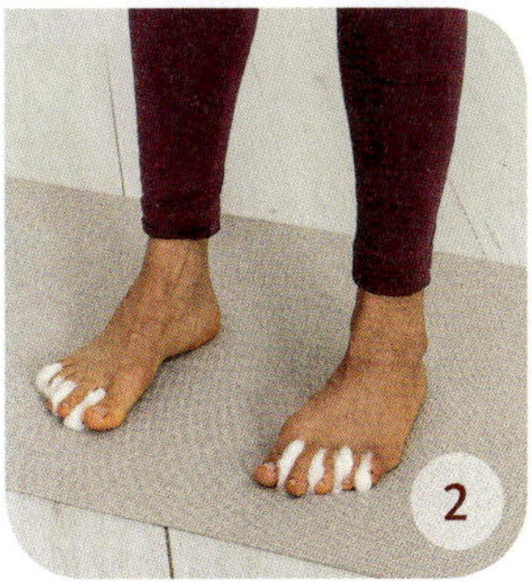

Großzehen-Isolation

Ausgangsstellung Sie stehen aufrecht. Sie machen sich groß und wachsen innerlich über sich hinaus.

Ausführung Drücken Sie die Großzehengrundgelenke auf den Boden. Richten Sie Ihre Großzehen behutsam in eine unverdrehte Stellung auf, bis das Nagelbett senkrecht zum Boden steht. **(1)**

Bandhas Die Füße sind aktiv, der Beckenboden und der Bauchnabel sind nach innen hochgezogen. Bilden Sie ein leichtes Doppelkinn und einen langen Hals. Geben Sie Kraft in die Hände.

Ziel Diese Übung fördert die Wölbung der Fußsohlen. Die Kraft der inneren Fußkante wird aktiviert. Die Übung ist gut geeignet, um einem Hallux valgus entgegenzuwirken. Ziel ist es, dass Ihre Fußnägel gleichmäßig nach oben schauen. Helfen Sie bei Bedarf mit der Hand nach.

Drishti Ihr Blick ist ruhig auf einen Punkt auf dem Boden oder geradeaus fixiert.

Kontraindiziert Bei Entzündung am Großzehballen oder extremen Schmerzen modifizieren Sie bitte die Übung. Beachten Sie Ihre Atmung. Wenn Sie die Luft anhalten, signalisiert Ihr Körper, dass er überlastet ist. Dann reduzieren Sie einfach die Intensität der Übung bzw. den Reiz. Bei Verletzungen im Sprunggelenk oder der Achillessehne sollten Sie die Übung achtsam modifizieren.

Hintergrund Zu einem Ballenzeh kommt es, wenn der große Zeh beziehungsweise der damit verbundene Knochen verschoben ist. Durch Stärkung des Großzehengelenkes und den damit verbundenen Muskeln wirken Sie einer weiteren Verschlechterung entgegen und arbeiten daran, die falsche Zehenstellung zu korrigieren.

Hilfsmittel Sollten Sie zu Beginn den großen Zeh nur schwer vom zweiten Zeh lösen können, so können Sie mit Wattebällchen die Zehen passiv auseinanderbringen. **(2)**

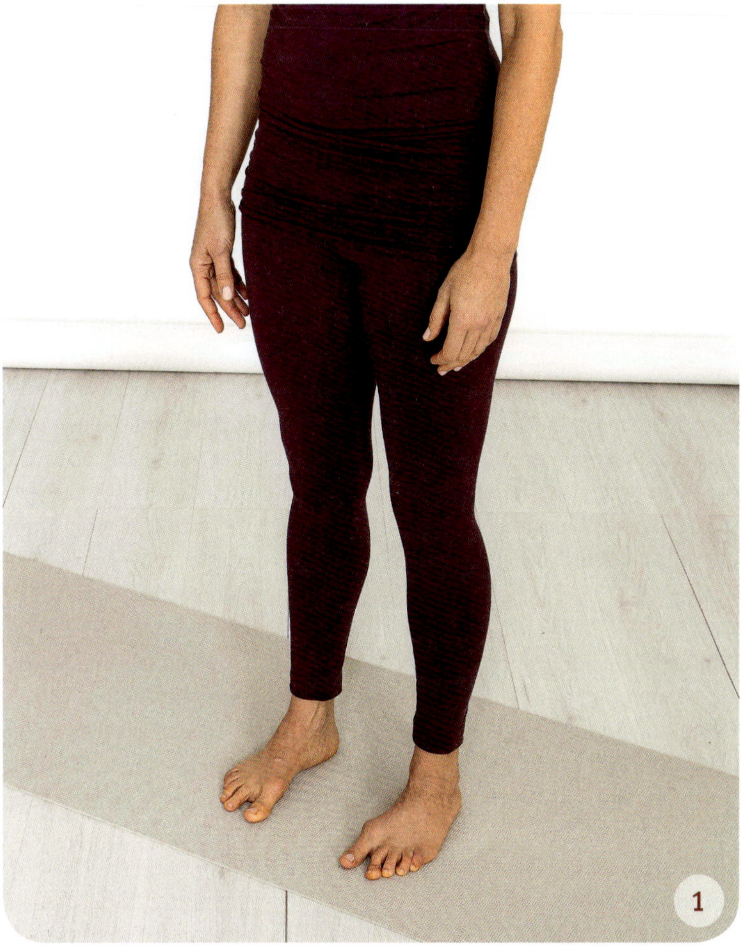

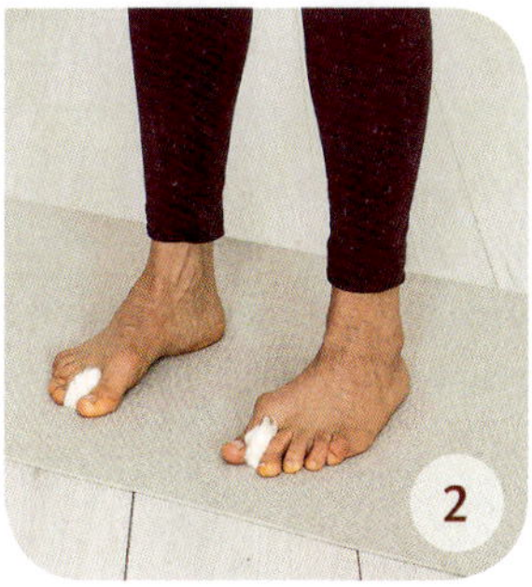

Diamant heben

Ausgangsstellung Sie stehen aufrecht. Sie machen sich groß und wachsen innerlich über sich hinaus.

Ausführung Stellen Sie sich vor, Sie sammeln beim Gehen Diamanten mit der tiefen Ballenmuskulatur auf. **(1)** Setzen Sie die Ferse so auf, dass Ihr Ballen direkt auf dem Diamanten landet, und saugen Sie ihn beim Abrollen auf. Kontrollieren Sie die Spannung, um Krallenzehen zu vermeiden. Beim Aufsetzen des Vorfußes dämpft die tiefe Ballenmuskulatur den Aufprall.

Bandhas Die Füße sind aktiv, der Beckenboden und der Bauchnabel sind nach innen hochgezogen. Bilden Sie ein leichtes Doppelkinn und einen langen Hals. Geben Sie Kraft in die Hände.

Ziel Bei dieser Übung aktivieren Sie den Vorfußimpuls.

Drishti Ihr Blick ist ruhig auf einen Punkt auf dem Boden oder geradeaus fixiert.

Kontraindiziert Bei Entzündungen oder extremen Schmerzen modifizieren Sie die Übung bitte. Beachten Sie Ihre Atmung. Wenn Sie die Luft anhalten, signalisiert Ihr Körper, dass er überlastet wird. Dann reduzieren Sie einfach die Intensität der Übung bzw. den Reiz. Bei Verletzungen im Sprunggelenk oder der Achillessehne sollten Sie die Übung achtsam modifizieren.

Hintergrund Zu den Faktoren, die zu einem Ballenzeh, aber auch einem Senk- oder Plattfuß beitragen, gehören ein übermäßiges Nach-innen-Rollen und Einwärtsdrehen des Fußes oder eine sehr unterentwickelte Fußsohlenmuskulatur. Durch die aktive und gleichmäßige Stimulation der Zehenmuskulatur stärken Sie die Fußwölbung und damit die Stabilität des gesamten Fußes. Erlauben Sie es Ihren Füßen, im Alltag regelmäßig die neu erlernten Bewegungsmuster zu integrieren.

Hilfsmittel Sie können diese Übung auch langsamer in Form einer Dehnung durchführen und eine Treppe als Hilfsmittel nutzen.

Variationen Lassen Sie den Fuß kreisen, üben Sie die Innen- oder Außenrotation. **(2)**

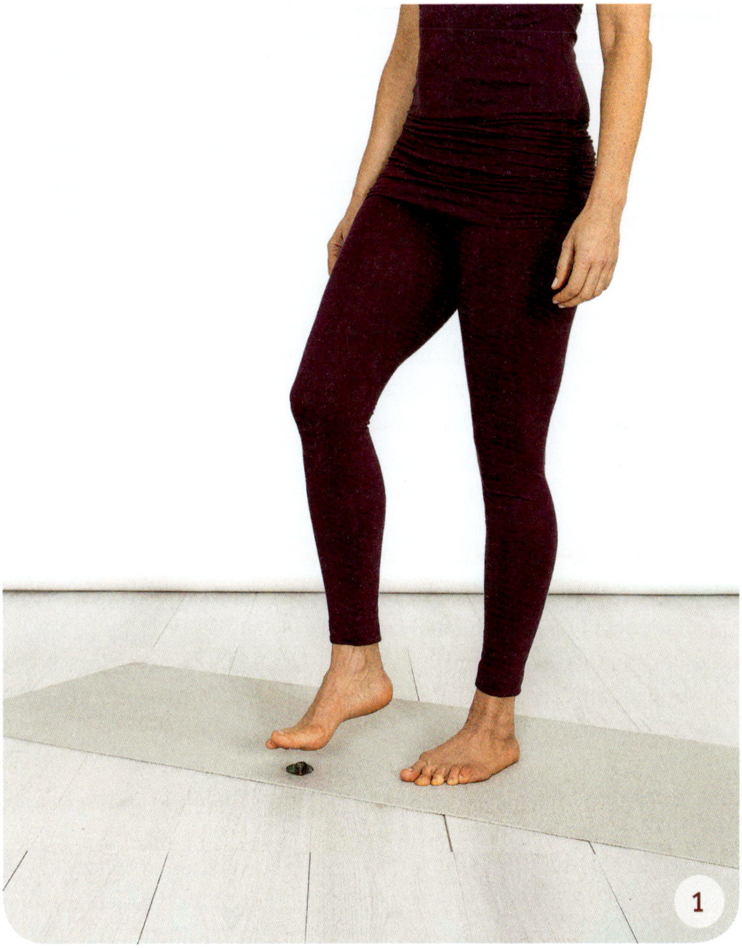
1

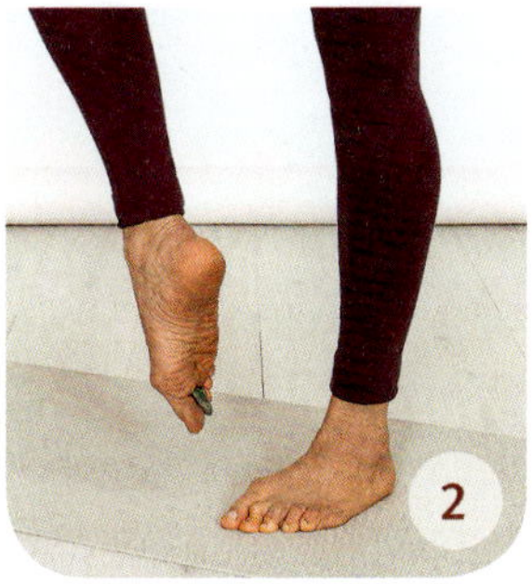
2

Plantarrolle mit Faszienball

Ausgangsstellung Sie stehen aufrecht. Sie machen sich groß und wachsen innerlich über sich hinaus.

Ausführung Sie heben das rechte Bein an. Setzen Sie den Fuß auf den Ball. **(1)** Nun schieben Sie mit voller Kraft den Fuß in den Ball, um die Fußsohle zu massieren. Sollten Sie Schmerzen wahrnehmen, verweilen Sie auf der Stelle mit einer Intensität, bei der Sie ruhig weiteratmen können.

Bandhas Die Füße sind aktiv, der Beckenboden und der Bauchnabel sind nach innen hochgezogen. Bilden Sie ein leichtes Doppelkinn und einen langen Hals. Geben Sie Kraft in die Hände.

Ziel Sie fördern mit dieser Übung die Beweglichkeit und die differenzierte Ausrichtung der Bewegung.

Drishti Ihr Blick ist ruhig auf einen Punkt auf dem Boden oder geradeaus fixiert.

Kontraindiziert Bei Entzündungen oder extremen Schmerzen modifizieren Sie die Übung bitte. Beachten Sie Ihre Atmung. Wenn Sie die Luft anhalten, signalisiert Ihr Körper, dass er überlastet wird. Dann reduzieren einfach die Intensität der Übung bzw. den Reiz. Bei Verletzungen im Sprunggelenk oder der Achillessehne sollten Sie die Übung achtsam modifizieren.

Hintergrund Osteoarthrose kann zu Vernarbungen der Gelenke führen, wodurch die Beweglichkeit der Füße eingeschränkt wird. Die Gelenke können anschwellen. Durch zu enge Schuhe können sich Schleimbeutel entzünden und Schmerzen verursachen.

Hilfsmittel Kleiner Faszienball

Variationen Alternativ nutzen Sie einen kleineren weichen Ball in der Größe eines Golfballs und versuchen Sie, diesen zu krallen und anzuheben. **(2)**

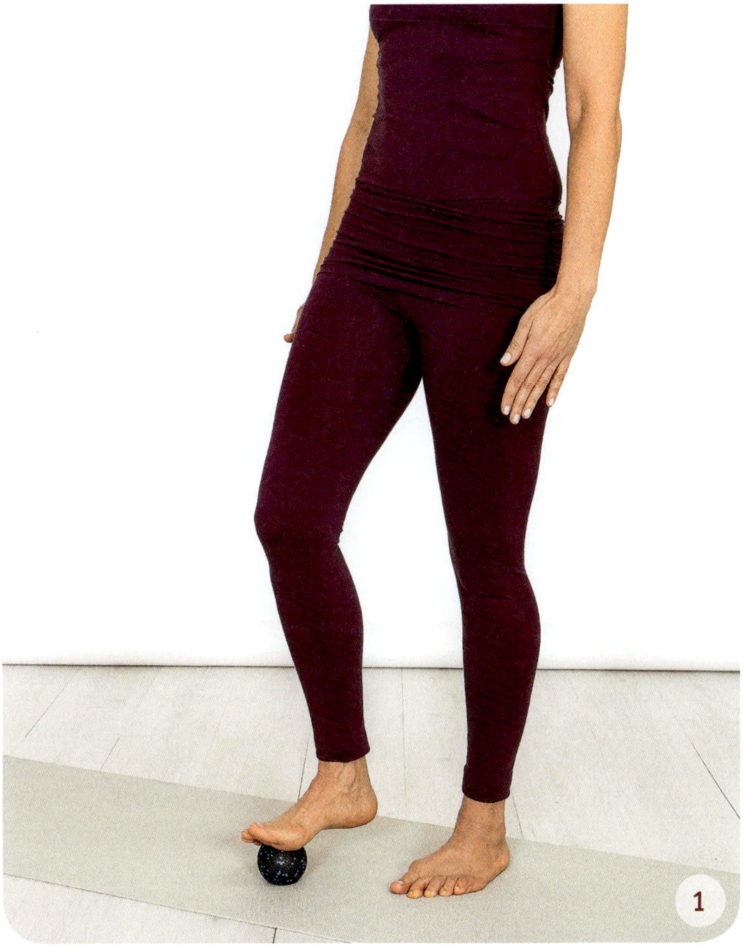
1

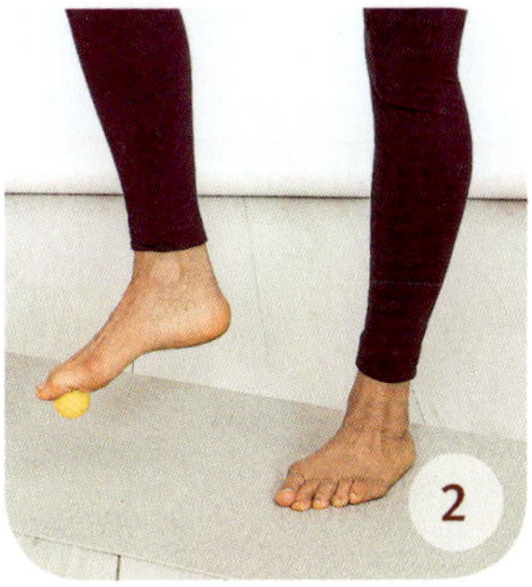
2

Blitz

Utkasana

Ausgangsstellung Sie stehen aufrecht. Sie machen sich groß und wachsen innerlich über sich hinaus.

Ausführung Senken Sie aus der Berghaltung bei der Ausatmung die Hüfte nach hinten, als wollten Sie sich auf einen Stuhl setzen. Ihre Füße sind ganz aktiv am Boden verwurzelt. Sie sorgen für das Gleichgewicht.

Bandhas Die Füße sind aktiv, der Beckenboden und der Bauchnabel sind nach innen hochgezogen. Bilden Sie ein leichtes Doppelkinn und einen langen Hals. Geben Sie Kraft in die Hände.

Ziel Sie aktivieren Kraft und Beweglichkeit in der Fußsohle und der Zehen.

Drishti Ihr Blick ist ruhig auf einen Punkt auf dem Boden oder geradeaus fixiert. Gerne können Sie ihn auch nach oben richten.

Kontraindiziert Bei Knie-, Rücken- oder Schulterschmerzen sollten Sie die Übung modifizieren. Beachten Sie Ihre Atmung. Wenn Sie die Luft anhalten, signalisiert Ihr Körper, dass er überlastet ist. Dann reduzieren Sie einfach die Intensität der Übung bzw. den Reiz.

Hintergrund Durch die Ausbalancierung des Körpers im Blitz bei gleichzeitiger Fußmuskelaktivierung stärken Sie ihr gesamtes körperliches Fundament. Bei steifen Gelenken helfen Dehnübungen und die Aktivierung der Muskulatur, um langfristig Muskelkrämpfe zu lindern.

Hilfsmittel Ein Rolle zwischen den Knien oder Füßen kann Ihnen helfen.

Variationen Veränderungen der Höhe und Tiefe Ihrer Beugung verändert die Intensität. Aus dieser Position können sie auch auf der Stelle marschieren.

Eine weitere Variation stellt das Anheben der Fußzehen dar, um das Körpergewicht bewusst auf die Fersen zu verlagern.

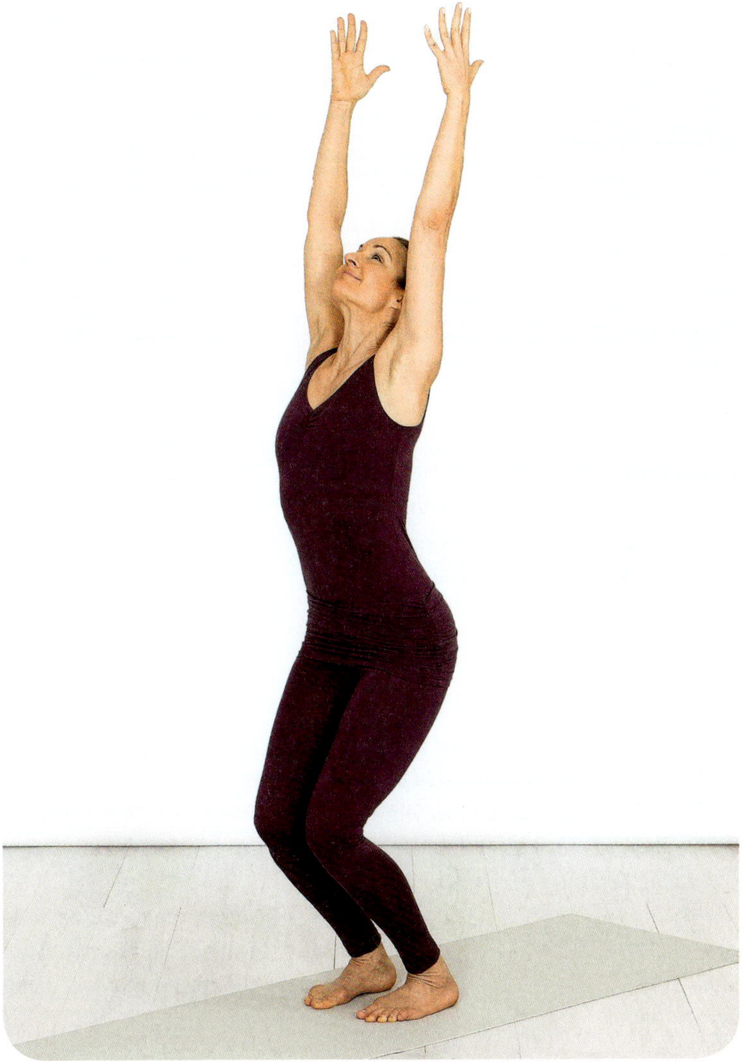

Vorbeuge

Uttanasana

Ausgangsstellung Sie stehen aufrecht. Sie machen sich groß und wachsen innerlich über sich hinaus.

Ausführung Im Stand lassen sie den Rumpf nach vorne über die Beine sinken. Die Beine bleiben dabei lang gestreckt. Spüren Sie die Dehnung entlang ihrer Beine bis in die Füße. Die Füße sind fest verwurzelt mit dem Boden und sorgen für Ihren sicheren Stand.

Bandhas Die Füße sind aktiv, der Beckenboden und der Bauchnabel sind nach innen hochgezogen. Bilden Sie ein leichtes Doppelkinn und einen langen Hals. Geben Sie Kraft in die Hände.

Ziel Sie fördern die Beweglichkeit in der Fußsohle.

Drishti Sie richten Ihren Blick entweder auf den Boden oder in Richtung Schienbein.

Kontraindiziert In der Vorbeuge werden die vorderen Muskeln des Fußes aktiviert und gleichzeitig die Wadenmuskulatur und Achillessehne gedehnt. Sie wirken hiermit dem Fersensporn entgegen und verschaffen sich Linderung.

Hilfsmittel Wenn Sie noch nicht den Boden berühren können, legen Sie einen Block oder eine Faszienrolle unter die Hände. Ein Rolle zwischen den Knien oder Füßen kann auch helfen.

Variationen Zu Beginn können Sie die Beine locker lassen. Mit der Zeit gehen Sie immer mehr in die Streckung.

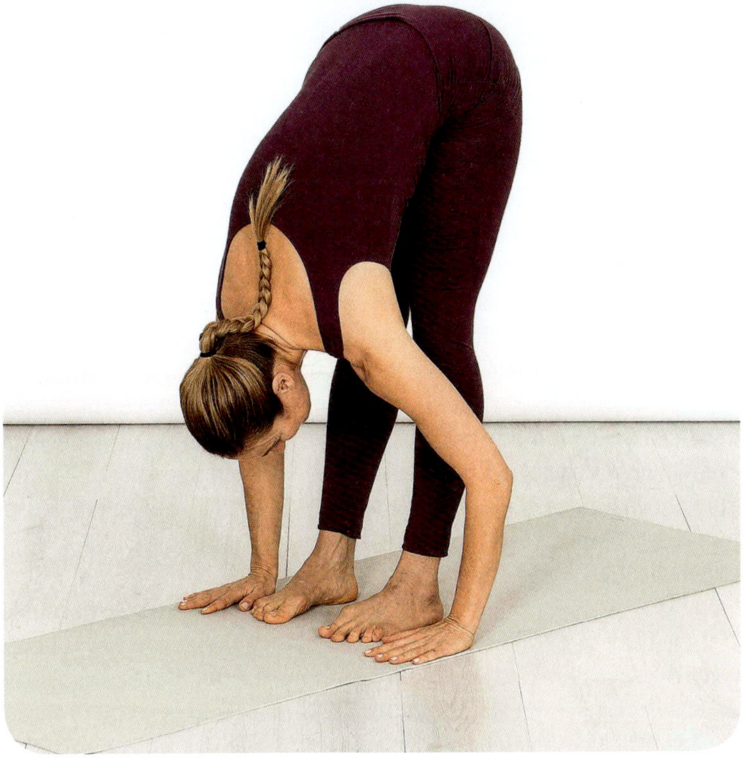

Ausfallschritt

Anjaneyasana

Ausgangsstellung Sie stehen aufrecht. Sie machen sich groß und wachsen innerlich über sich hinaus.

Ausführung Machen Sie einen großen Ausfallschritt nach hinten, bringen Sie das vordere Knie über die Ferse. Heben Sie den hinteren Fuß an, sodass die Ferse direkt über dem Fußballen steht. Sie beugen ihr Bein bis zum rechten Winkel in der Kniekehle. Wechseln Sie die Beine. **(1)**

Bandhas Die Füße sind aktiv, der Beckenboden und der Bauchnabel sind nach innen hochgezogen. Bilden Sie ein leichtes Doppelkinn und einen langen Hals. Geben Sie Kraft in die Hände.

Ziel Sie fördern mit dieser Übung die Beweglichkeit in der Hüfte, die Stabilität und Beweglichkeit im Fußgelenk sowie die Beweglichkeit im Zehgrundgelenk.

Drishti Ihr Blick ist ruhig auf einen Punkt auf dem Boden oder geradeaus fixiert.

Kontraindiziert Bei Knie-, Rücken- oder Schulterschmerzen modifizieren Sie die Übung bitte. Beachten Sie Ihre Atmung. Wenn Sie die Luft anhalten, signalisiert Ihr Körper, dass er überlastet wird. Dann reduzieren Sie die Intensität.

Hintergrund Gereizte Interdigitalnerven in den Fußballen vergrößern sich und führen zu Schmerzen. Typische Symptome sind u. a. leichter Schmerz um die dritte und vierte Zehe bis zum brennenden kribbelnden Gefühl. Eine Nervenschädigung im Fuß ist häufig die Ursache für Schmerzen im Fußballen, die sogenannte Metatarsalgie.

Steigerung Sie können einen Ball unter den vorderen Fuß legen. Achtung, setzen Sie den Ball nur ein, wenn Sie stabil und sicher positioniert sind. Halten Sie dabei die Hand vor dem Ball, damit dieser nicht wegrollt.

Variationen Zu Beginn können Sie das hintere Bein etwas beugen und das Knie sanft ablegen. Der Fußrücken wird dabei auf den Boden abgelegt, Sie spüren die Dehnung. **(2)** Sobald Sie sich im Ausfallschritt sicher fühlen, können Sie die Hände vom Boden anheben und den Rumpf aufrichten. **(3)** Eine weitere Steigerung können Sie gewinnen, indem Sie Ihren Blick nach vorne richten. Die Arme sind dabei in T-Form weit geöffnet. Bilden Sie eine Linie aus Hand, Schulter, Schulter, Hand. Die Handflächen sind zum Himmel geöffnet. **(4)**

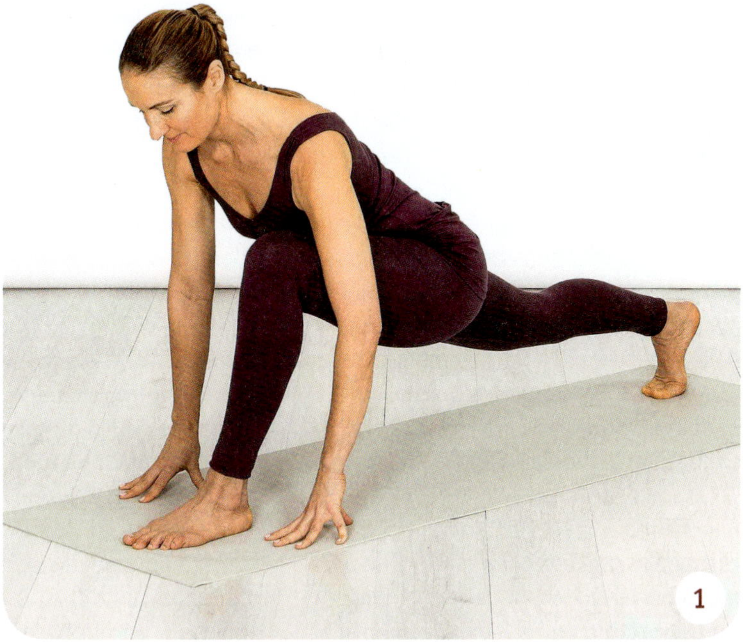

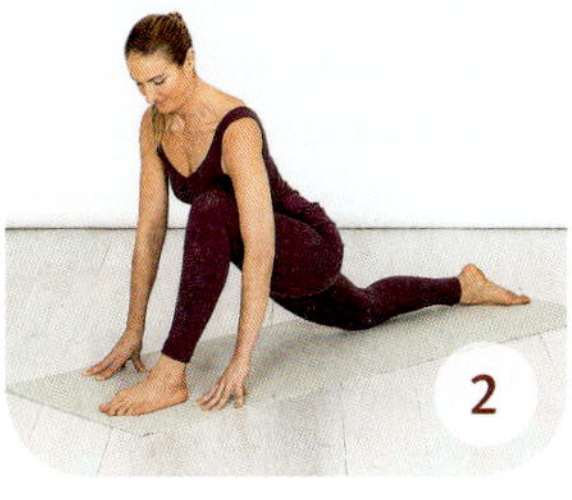

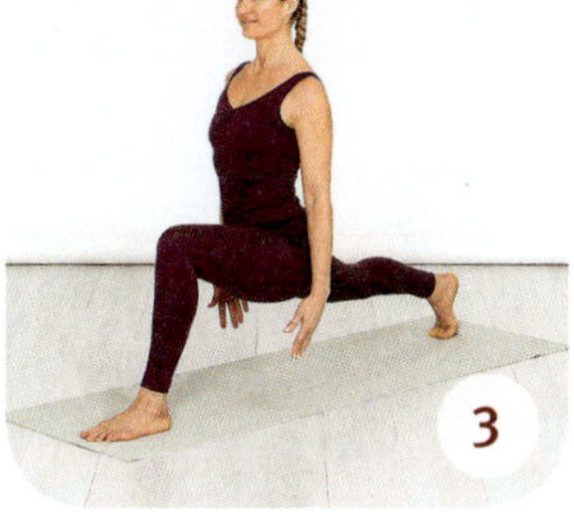

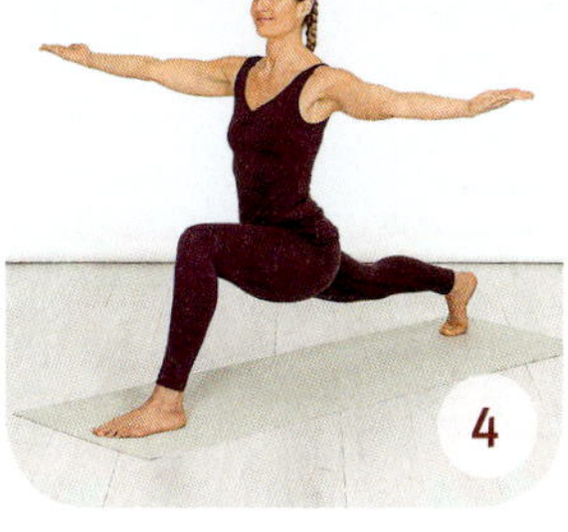

Bewusstes Laufen

Sahita Sanchar

Ausgangsstellung Sie stehen aufrecht. Sie machen sich groß und wachsen innerlich über sich hinaus.

Ausführung Laufen Sie in Zeitlupentempo. Beim Aufsetzen der Ferse richten Sie Ihren Fokus auf eine gerade Fersenstellung und auf guten Bodenkontakt. Schrauben Sie den Vorfuß aktiv gegen den stabilisierten Rückfuß. Achten Sie darauf, dass die Groß- und Kleinzehengrundgelenke den Boden gleichzeitig berühren. Die Zehen sind entspannt und in den Grundgelenken leicht gebeugt. Beim Abrollen auf die Bodenkontaktfläche nehmen Sie die Ferse, den Vorfuß und Großzehen bewusst wahr. **(1)**

Bandhas Die Füße sind aktiv, der Beckenboden und der Bauchnabel sind nach innen hochgezogen. Bilden Sie ein leichtes Doppelkinn und einen langen Hals. Geben Sie Kraft in die Hände.

Ziel Mit diesem Gang schulen Sie die Koordination und das Bewusstsein für Ihre Füße. Stellen Sie sich gedanklich Ihren Gang vor und übertragen Sie dies in die Praxis. So lernen sie, bewusst den optimalen ausgewogenen Gang in die Praxis zu integrieren, bis er zu einem ganz normalen Teil Ihrer Bewegung wird.

Drishti Ihr Blick ist ruhig auf einen Punkt auf dem Boden oder geradeaus fixiert.

Kontraindiziert Bei Schmerzen in den Zehen, Schultern oder dem Rücken beachten Sie Ihre Atmung. Wenn Sie die Luft anhalten, signalisiert Ihr Körper, dass er überlastet wird. Dann reduzieren Sie einfach die Intensität der Übung bzw. den Reiz. Bei Verletzungen im Sprunggelenk oder der Achillessehne sollten Sie die Übung achtsam modifizieren.

Hintergrund In einigen Fällen der gereizten Interdigitalnerven können die Schmerzen auch mit einer Kälteanwendung behandelt werden. Schenken Sie jedem einzelnen Zeh Bewegungsfreiheit, damit die Muskulatur, Sehnen und Bänder sich optimal ausrichten können. Achten Sie bewusst darauf, wie Sie Ihren Fuß aufsetzen, abrollen und anheben.

Hilfsmittel Wunderschön ist es, diese Übung auf Sand, Kies, Gras, Wasser, einer Matratze oder Papier durchzuführen und die Unterschiede zu spüren.

Variationen Beugen Sie die Beine **(2)**, laufen sie auf Zehenspitzen. **(3)** Variieren Sie das Tempo, um den Unterschied im Aufprall zu spüren.

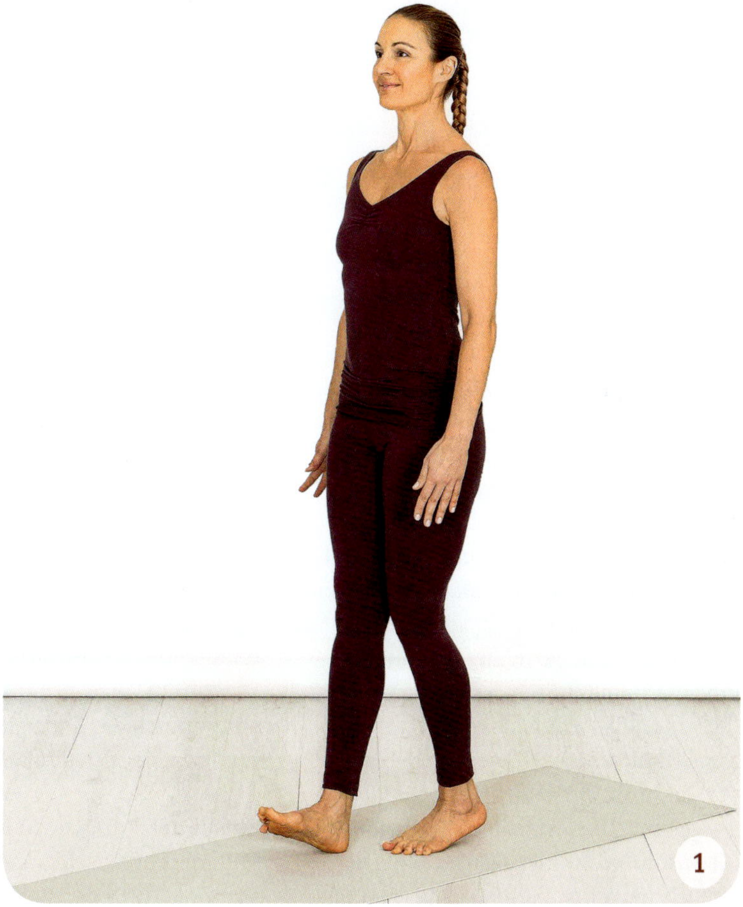

1

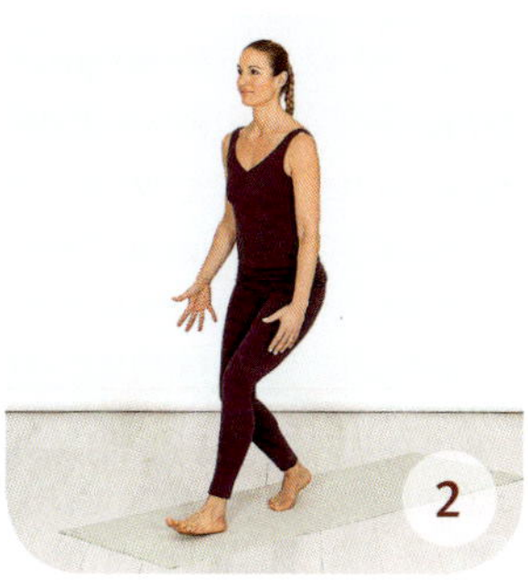

2

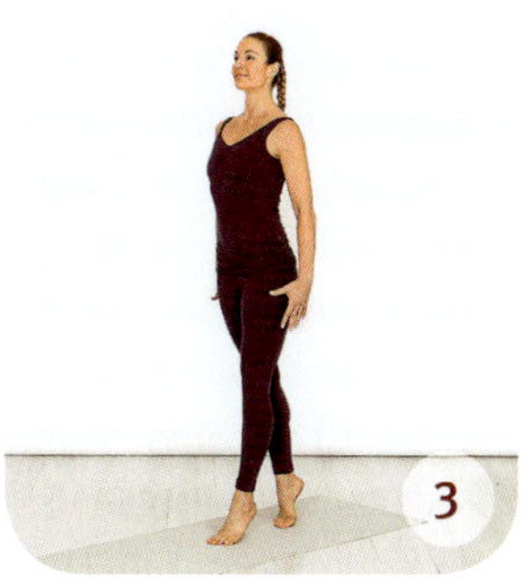

3

Krieger I

Virabhadrasana I

Ausgangsstellung Sie stehen aufrecht. Sie machen sich groß.

Ausführung Starten Sie mit dem rechten Bein mit einem großen Ausfallschritt nach hinten. Beim hinteren Fuß richten Sie die Fußaußenkante parallel zum unteren kurzen Mattenrand aus. Die Fußsohle und vor allem die Fußaußenkante schieben den Boden weg. Das vordere Knie bildet einen rechten Winkel über dem Sprunggelenk. Das Becken ist parallel nach vorne ausgerichtet. Das Steißbein strahlt nach unten, die Schambeinknochen nach vorne hoch. Bei der nächsten Einatmung führen Sie die Arme über die Seite gefächert nach oben über den Kopf. **(1)** Alternativ können Sie die Hände vor der Brust in der Gebetshaltung positionieren. Dies erleichtert die Balance. **(2)** Ansonsten können Sie die Arme gerne einfach seitlich am Körper lang gestreckt positionieren.

Bandhas Die Füße sind aktiv, der Beckenboden und der Bauchnabel sind nach innen hochgezogen. Bilden Sie ein leichtes Doppelkinn und einen langen Hals.

Ziel Die Übung dient der Aktivierung der Fußsohlenmuskulatur sowie der Steigerung der Mobilität im Fußgelenk.

Drishti Ihr Blick ist ruhig auf einen Punkt auf dem Boden, geradeaus oder nach oben fixiert.

Kontraindiziert Bei einem Bandscheibenvorfall modifizieren Sie die Übung bitte.

Hintergrund Bewegung ohne Überlastung fördert die Durchblutung und damit die Regeneration zum Beispiel beim Krankheitsbild Morbus Freiberg-Köhler. Hier sterben Teile des Knochengewebes im Fußballen ab, die Nekrose entsteht neben der großen Zehe und dem zweiten Mittelfußkopf. In dieser Übung kommen Sie zu einer Balance Ihrer Mitte, nur unterstützt durch die Kräftigung Ihres Körperfundaments, also den Füßen.

Hilfsmittel Wenn es zu Beginn schwerfällt, die Fußaußenkante des hinteren Beines aktiv in den Boden zu schieben, dann können Sie Ihren Fuß gegen eine Wand positionieren, um ihn bewusst dort einzuklemmen.

Variationen Heben Sie die hintere Ferse vom Boden ab, bringen Sie die Ferse über den Fußballen. Sie können die Übung durch Heben und weite Öffnung der Arme variieren und damit die Balance weiter fördern. **(3)**

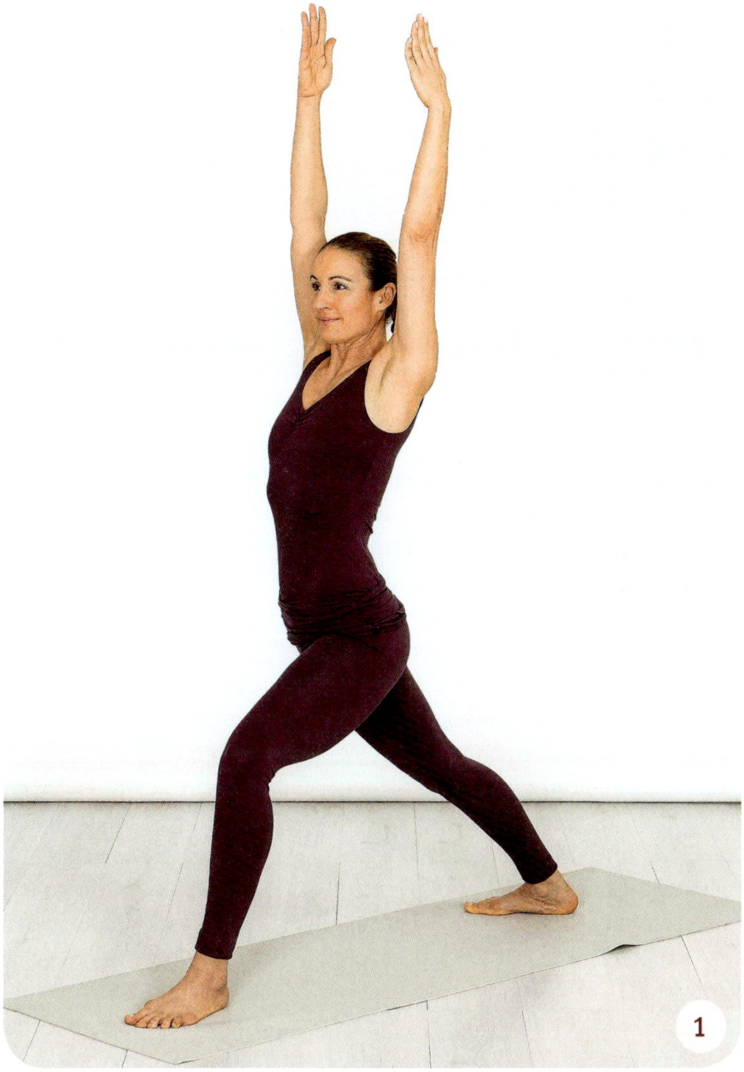

1

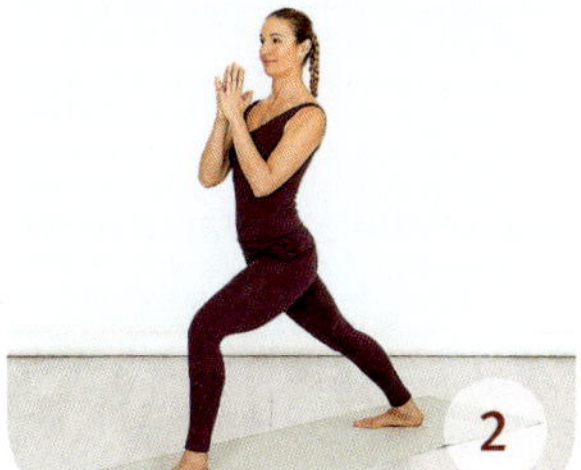

2

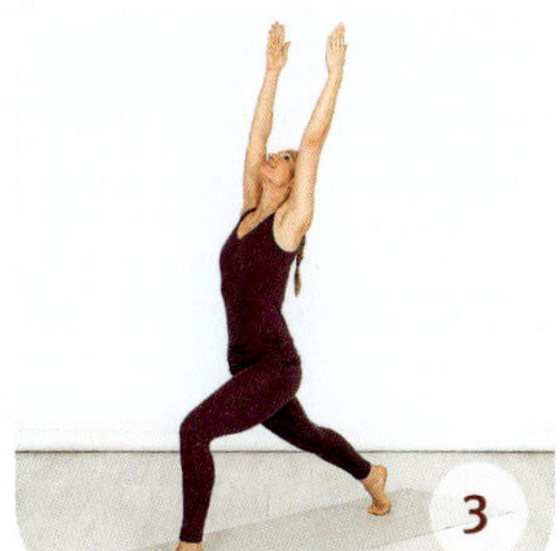

3

Krieger II

Virabhadrasana II

Ausgangsstellung Sie stehen aufrecht. Sie machen sich groß und wachsen innerlich über sich hinaus.

Ausführung Nehmen Sie die Berghaltung oder die Position Krieger I ein. Stellen Sie das rechte Bein nach hinten. Die Außenkante des Fußes wird parallel zum kleinen Mattenrand ausgerichtet. Die Fußaußenkante schiebt den Boden weg. Das Knie des vorderen Beines wird über den kleinen Zeh positioniert, im Knie des vorderen Beins entsteht ein rechter Winkel. Das Becken wird parallel zum langen Mattenrand ausgerichtet. Bei der nächsten Einatmung öffnen Sie die Arme seitlich in die T-Position, sodass Sie eine Linie zwischen Hand, Schulter und Schulter, Hand bilden. Der Brustkorb ist weit geöffnet. **(1)**

Bandhas Die Füße sind aktiv, der Beckenboden und der Bauchnabel sind nach innen hochgezogen. Bilden Sie ein leichtes Doppelkinn und einen langen Hals. Geben Sie Kraft in die Hände.

Drishti Der Blick geht zur vorderen Hand.

Variation Geben Sie dem vorderen Bein mehr Länge. Machen Sie einen kleinen Ausfallschritt.

Kontraindiziert Bei Hüft- oder Knieschmerzen modifizieren Sie die Übung bitte. Beachten Sie Ihre Atmung. Wenn Sie die Luft anhalten, signalisiert Ihr Körper, dass er überlastet wird. Dann reduzieren Sie einfach die Intensität der Übung bzw. den Reiz.

Hintergrund Bei allen Kriegerübungen stärken Sie durch den weiten Ausfallschritt und das Heben Ihrer Arme Ihre Standfestigkeit. Durchblutung, Beweglichkeit und Kräftigung der Fußmuskulatur sind das Ziel und der Weg, um Ihren Beschwerden entgegenzuwirken.

Hilfsmittel Achten Sie drauf, dass Sie bei dieser Haltung Ihr Becken öffnen. Als Kontrolle hierfür können Sie sich an die Wand positionieren. Ferse, Hüfte, Knie, Schultern und die Arme in T-Haltung berühren die Wand.

Variationen Alternativ können Sie das vordere Bein nicht so stark beugen. **(2)**

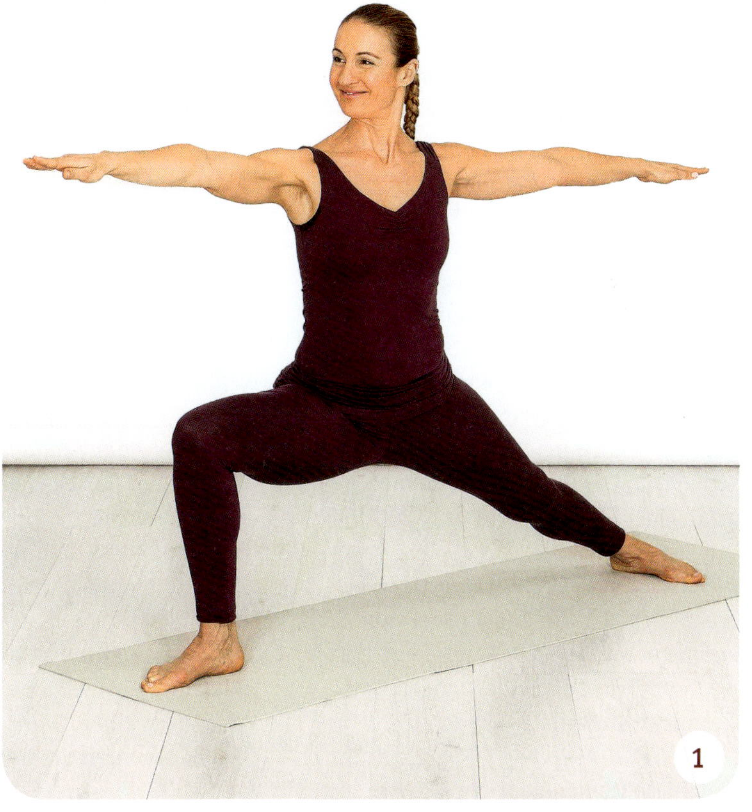

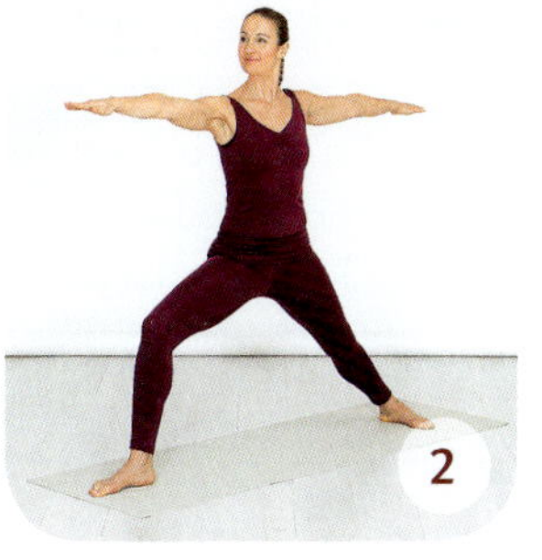

Krieger III

Virabhadrasana III

Ausgangsstellung Sie stehen aufrecht. Sie machen sich groß und wachsen innerlich über sich hinaus.

Ausführung Aus dem Stand heraus heben Sie das hintere Bein. Der Rumpf wird in Verlängerung des Beines gebeugt. Das Becken wird gerade gehalten. Beugen Sie den Fuß und positionieren Sie die Zehen so, dass sie in Richtung Boden strahlen. **(1)** Die Zehen sowohl im Standbein als auch im gehobenen Bein werden aufgefächert. **(2)** Der Rücken wird in die Länge gestreckt.

Bandhas Die Füße sind aktiv, der Beckenboden und der Bauchnabel sind nach innen hochgezogen. Bilden Sie ein leichtes Doppelkinn und einen langen Hals. Geben Sie Kraft in die Hände.

Ziel Diese Übung dient der Aktivierung der Fußsohlenmuskulatur und steigert die Mobilität im Fußgelenk.

Drishti Ihr Blick ist ruhig auf einen Punkt auf dem Boden oder geradeaus fixiert.

Kontraindiziert Bei starkem Schwindel können Sie diese Übung an der Wand oder an einem Stuhl zum Abstützen durchführen.

Hintergrund In Fällen von starker Belastung des zweiten Mittelfußkopfes, z. B. beim Tanzen, Joggen oder Laufen, können Beschwerden durch eine kräftige und bewegliche Fußmuskulatur ausgeglichen werden. Diese Übungen sind im Alltag so wichtig wie das Zähneputzen. So wächst im Laufe der Entwicklung ein großzügiges Fußgewölbe, das für die nötige Federbewegung sorgt. Das ist wirkungsvoller als die Dämpfung durch teure Markenschuhe.

Hilfsmittel Stützen Sie sich an einer Wand oder einem Stuhl ab, um das Gleichgewicht zu wahren. **(3)**

Variationen Die Beinhöhe bestimmen Sie. Das Standbein kann alternativ gebeugt werden. **(4)**

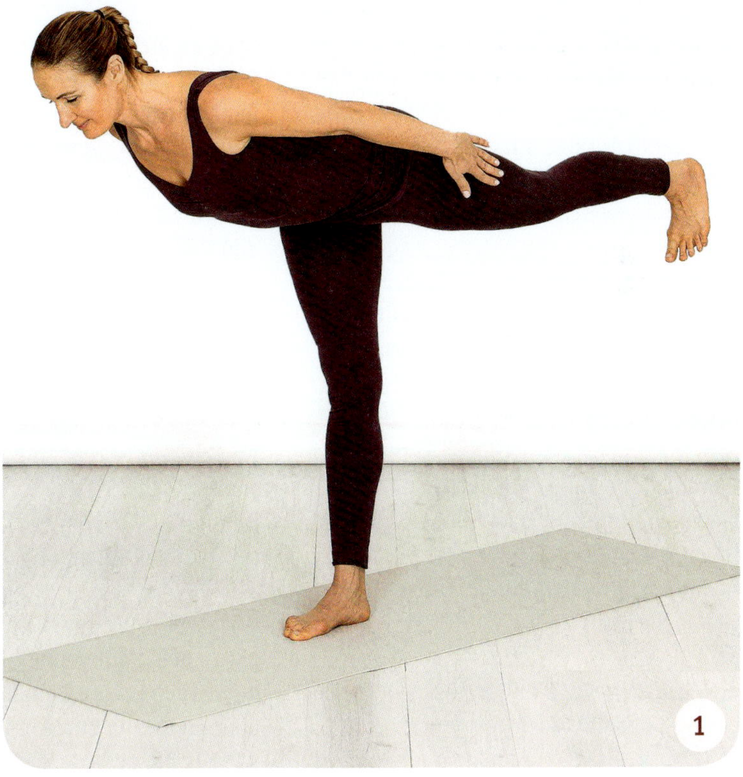

1

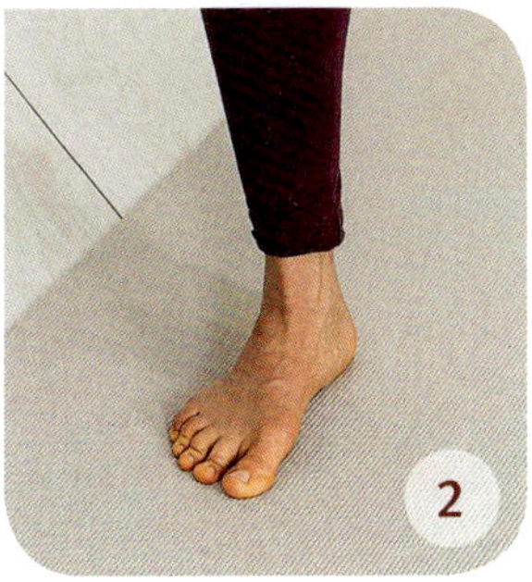

2

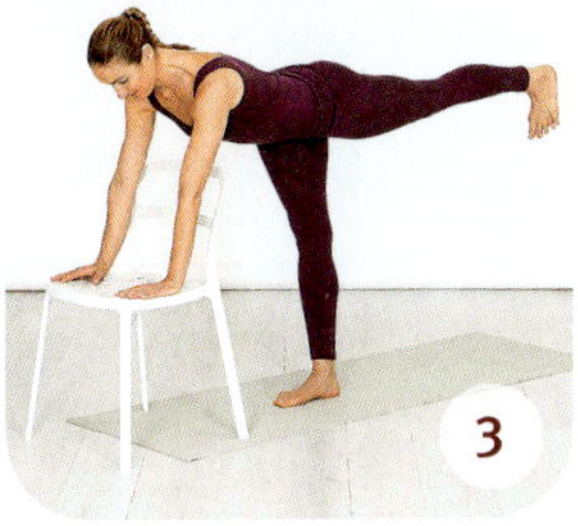

3

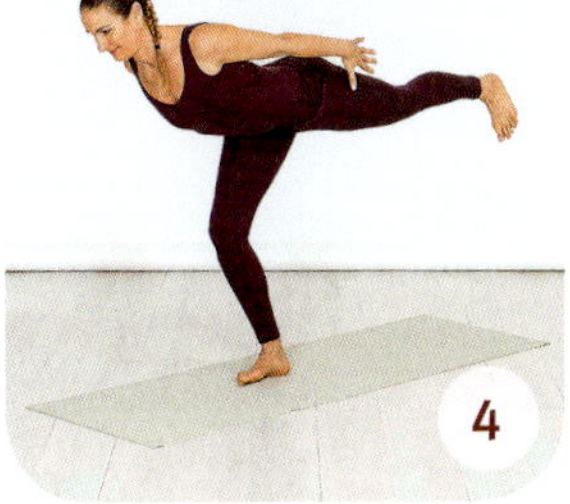

4

Halbe Vorbeuge

Ardha Uttanasana

Ausgangsstellung Sie stehen aufrecht. Sie machen sich groß und wachsen innerlich über sich hinaus. Die Beine sind beckenbreit geöffnet oder mit den Füßen zusammengeführt, die Zehen drücken gefächert mit viel Kraft in den Boden.

Ausführung Gehen Sie aus der Berghaltung bei der Ausatmung in die halbe Vorbeuge. Ihr Rücken ist lang und sieht von der Seite gerade aus, wie ein nach vorne geneigter Tisch. **(1)**

Bandhas Die Füße sind aktiv, der Beckenboden und der Bauchnabel sind nach innen hochgezogen. Bilden Sie ein leichtes Doppelkinn und einen langen Hals. Geben Sie Kraft in die Hände.

Ziel Die Beweglichkeit der Beinrückseite bis zur Fußsohle wird gefördert.

Drishti Sie können Ihren Blick zu den Füßen oder zum Schienbein hin fixieren.

Kontraindiziert Bei einem Bandscheibenvorfall modifizieren Sie die Übung bitte. Beachten Sie Ihre Atmung. Wenn Sie die Luft anhalten, signalisiert Ihr Körper, dass er überlastet wird. Dann reduzieren Sie einfach die Intensität der Übung bzw. den Reiz.

Hintergrund Sehr gute Übung bei Fersensporn, da Sie während der Vorbeuge Ihre vordere Zehenmuskulatur zur Stabilität anspannen und gleichzeitig Ihre Wadenmuskulatur und Achillessehe dehnen.

Hilfsmittel Sie können Sich bei Bedarf an der Wand oder am Stuhl abstützen.

Variationen Wenn es Ihnen zu Beginn noch nicht gelingt, den Rücken mit durchgestreckten Beinen zu strecken, können Sie die Beine beugen. Den Blick können Sie auf den Boden oder nach vorne richten. **(2)**

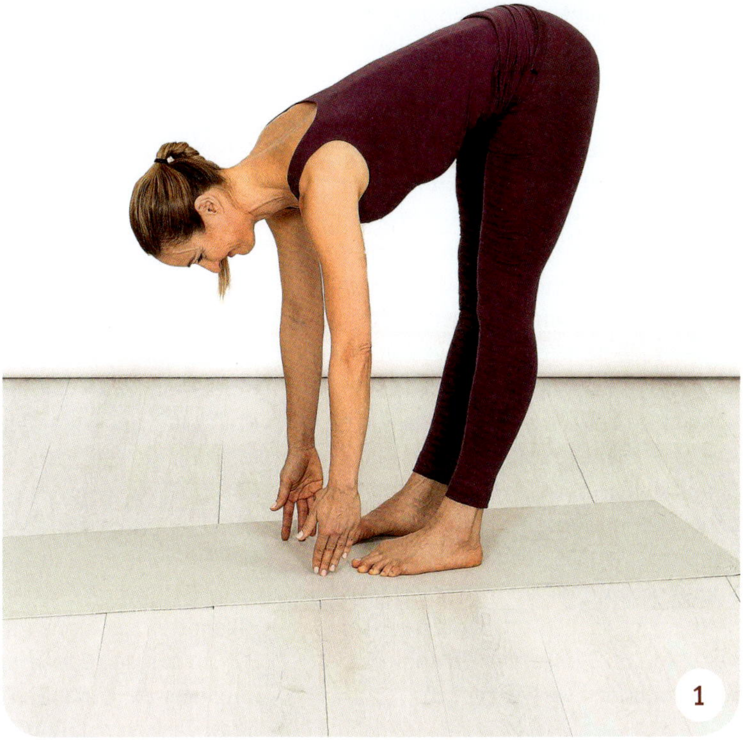

1

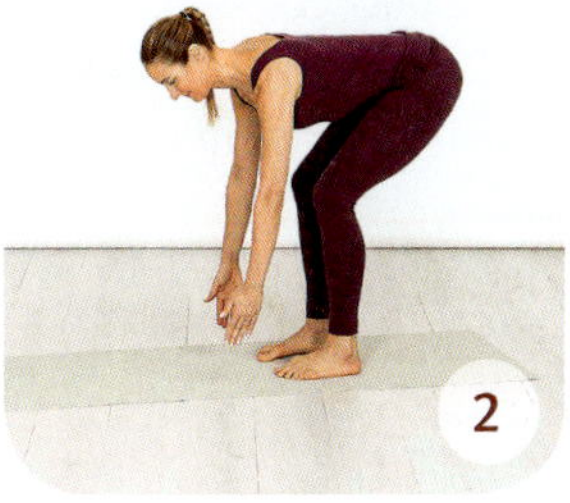

2

Seitliche Beindehnung

Parsvakonasana

Ausgangsstellung Sie stehen aufrecht. Sie machen sich groß und wachsen innerlich über sich hinaus.

Ausführung Beim Einatmen heben Sie das rechte Bein nach hinten und machen einen großen Schritt, bevor Sie Ihren Fuß ablegen. Die Fußaußenkante des hinteren Beines wird parallel zum kurzen Mattenrand ausgerichtet, das Becken gerade parallel zum vorderen Mattenrand. Sollte dies nicht möglich sein, können Sie einfach den hinteren Fuß etwas nach vorne drehen. Bei der nächsten Einatmung bringen Sie den Rumpf in die Länge. Sie machen sich groß. Bei der Ausatmung lassen Sie den lang gestreckten Rumpf nach unten abtauchen. Der Rumpf bewegt sich in Richtung Oberschenkel des vorderen Beines. Die Fußsohle ist fest mit dem Boden verwurzelt. **(1)**

Bandhas Die Füße sind aktiv, der Beckenboden und der Bauchnabel sind nach innen hochgezogen. Bilden Sie ein leichtes Doppelkinn und einen langen Hals. Geben Sie Kraft in die Hände.

Ziel Diese Übung kräftigt die Ballenmuskulatur und aktiviert müde Füße.

Drishti Sie können Ihren Blick entweder zu den Füßen oder zum Schienbein hin fixieren.

Kontraindiziert Bei einem Bandscheibenvorfall modifizieren Sie die Übung bitte. Beachten Sie Ihre Atmung. Wenn Sie die Luft anhalten, signalisiert Ihr Körper, dass er überlastet wird. Dann reduzieren Sie einfach die Intensität der Übung.

Hintergrund Sie trainieren hierbei die Kräftigung der Fußaußenkante des hinteren Beines und gleichzeitig dehnen Sie den Fuß. Durch das bewusste Schieben der Zehen in den Boden stärken Sie die einzelnen Gelenke und deren Muskeln.

Hilfsmittel Sie können Ihren hinteren Fuß an der Wand fixieren. Achten Sie darauf, dass die Fußaußenkante den Boden quasi wegschiebt. Dadurch aktivieren Sie sowohl das Längs-, als auch das Quergewölbe der Fußsohle.

Variationen Halten Sie den Rücken gerade. Zur Erleichterung können Sie auch das Knie absetzen. **(2)**

Eine weitere Entlastung kann es sein, die Hände am vorderen Fuß am Boden abzusetzen. **(3)**

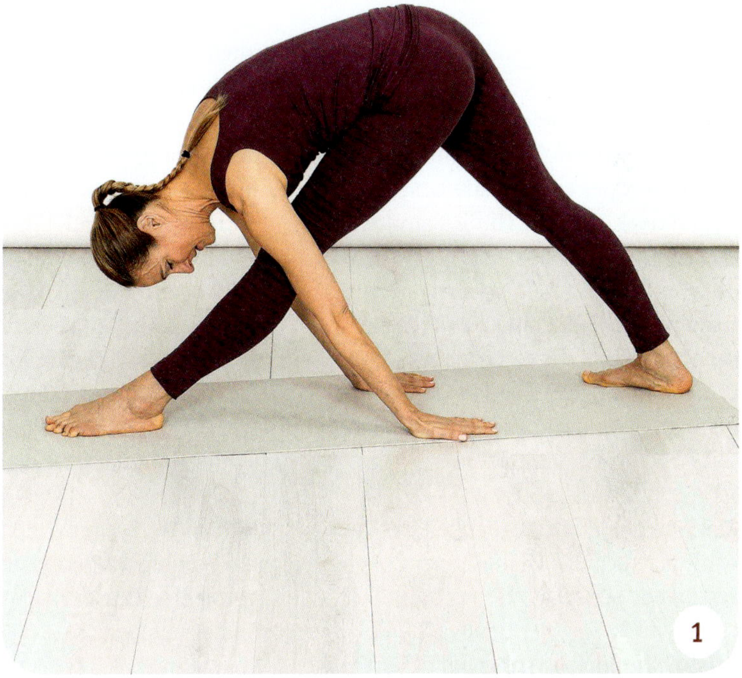

1

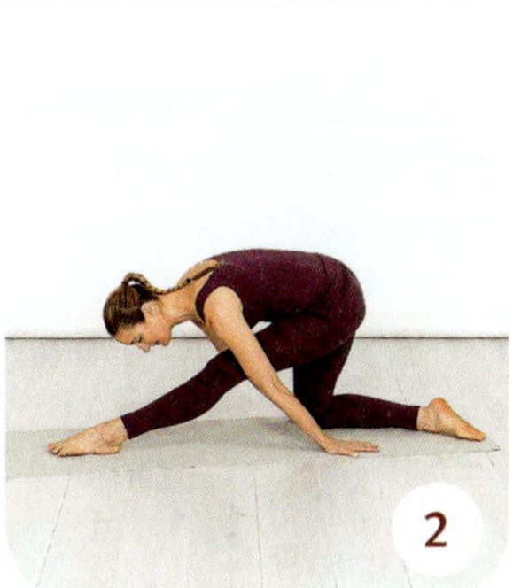

2

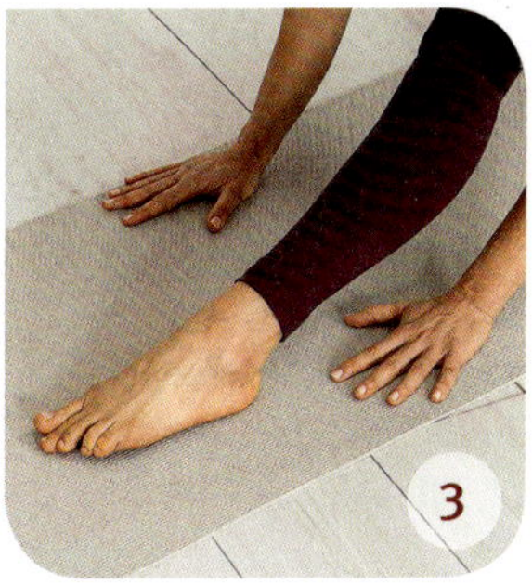

3

Brett

Chaturanga Dandasana

Ausgangsstellung Sie befinden sich im Vierfüßlerstand. Die Hände sind unter den Schultern, die Knie unter der Hüfte. Die Zehen sind aufgestellt.

Ausführung Bei der nächsten Einatmung strecken Sie die Beine nach hinten, sodass Ihr Körper eine gerade Linie von den Fersen über die Knie, Hüfte, Schultern und den Kopf bildet. **(1)**

Bandhas Die Füße sind aktiv, der Beckenboden und der Bauchnabel sind nach innen hochgezogen. Bilden Sie ein leichtes Doppelkinn und einen langen Hals. Geben Sie Kraft in die Hände.

Ziel Sowohl die Beweglichkeit der Fußsohle als auch die Mobilität der Zehen werden erweitert.

Drishti Ihr Blick ist ruhig auf einen Punkt auf dem Boden oder geradeaus fixiert.

Kontraindiziert Bei einem Bandscheibenvorfall modifizieren Sie die Übung bitte. Beachten Sie Ihre Atmung. Wenn Sie die Luft anhalten, signalisiert Ihr Körper, dass er überlastet wird. Dann reduzieren Sie einfach die Intensität der Übung bzw. den Reiz.

Hintergrund Es ist wichtig, dass Ihre Zehen wieder an Länge gewinnen. Mit dieser Übung werden Verkürzungen ausgeglichen und die Muskeln gewinnen Kraft, um einzeln angesteuert zu werden. Dies erfordert jedoch Ausdauer, Tag für Tag. Beim Hammerzeh steht ein Teil der Zehe höher als normal. Dadurch kann es zu extrem starker Reibung, zu Hühneraugen und manchmal sogar zu offenen Geschwüren an der Zehe kommen. Am häufigsten betrifft dies den zweiten Zeh. Um Abhilfe zu schaffen, versuchen Sie, das Gelenk dieses Zehs zu strecken, und schieben den Zeh weit heraus. Mit dieser Übung gewinnen Sie die Kraft dafür.

Hilfsmittel Sollten Ihnen die Handgelenke Schmerzen bereiten, können Sie gerne eine Faust **(2)** oder lang gestreckte Finger machen.

Bei andauernden Schmerzen bei dieser Übung schafft ein Twinball Abhilfe. Führen Sie folgende Übung zusätzlich regelmäßig durch: Rollen Sie mit dem Twinball über die empfindlichen Stellen, um Verklebungen aufzulösen.

Variationen Zu Beginn können Sie die Knie absetzen und das Körpergewicht auf die Oberschenkel verlagern. **(3)**

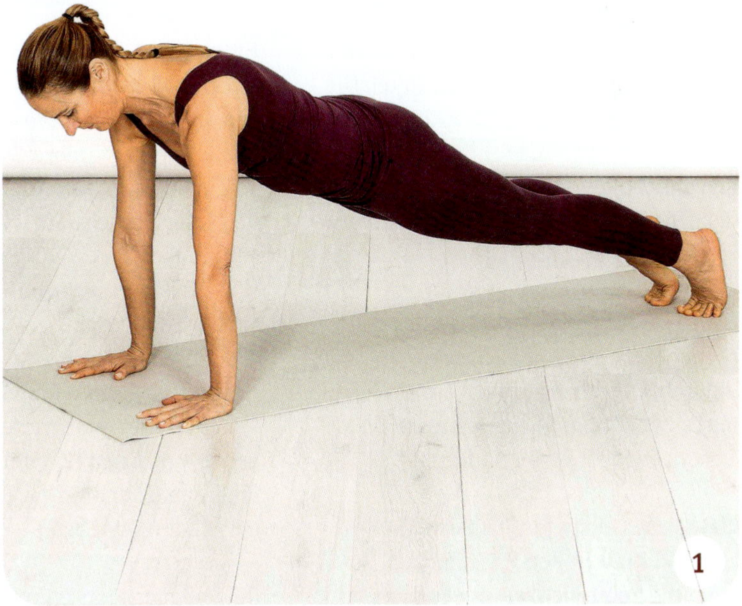
1

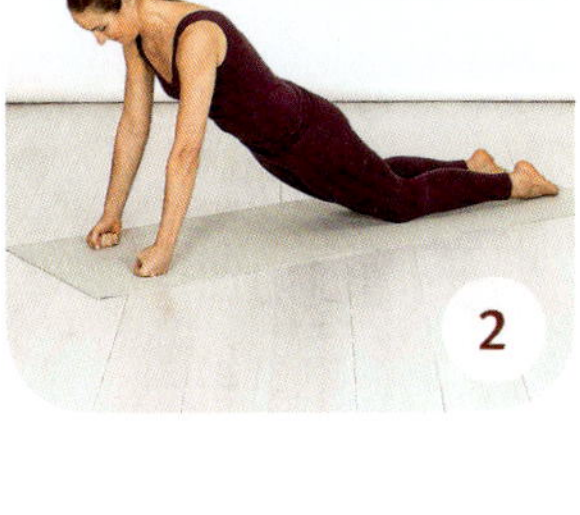
2

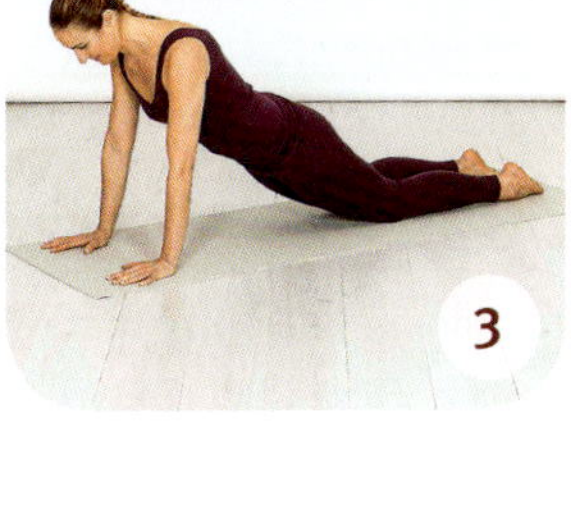
3

Herabschauender Hund

Advomukasvanasana

Ausgangsstellung Sie befinden sich im Vierfüßlerstand. Die Hände sind unter den Schultern, die Knie unter der Hüfte.

Ausführung Bei der nächsten Ausatmung strecken Sie die Beine, das Steißbein strebt nach oben zum Himmel. Die Fersen streben bewusst in Richtung Boden. Hände und Füße schieben den Boden gleichmäßig weg. Die Finger und Zehen sind gefächert. Ihr Körper bildet die Form einer Pyramide. **(1)**

Bandhas Die Füße sind aktiv, der Beckenboden und der Bauchnabel sind nach innen hochgezogen. Bilden Sie ein leichtes Doppelkinn und einen langen Hals. Geben Sie Kraft in die Hände.

Ziel Diese Übung fördert Beweglichkeit und Kraft in den Fußgelenken. Sowohl die Beweglichkeit der Fußsohle als auch die Mobilität der Zehen werden erweitert.

Drishti Ihr Blick geht zu den Füßen, um eine präzise Fußausrichtung visuell zu verfolgen.

Kontraindiziert Bei Bluthochdruck sollten Sie diese Übung nur kurz ausführen.

Bei niedrigem Blutdruck sollten Sie darauf achten, achtsam wieder aufzustehen und auch nicht länger als vier Atemzüge in der Position zu bleiben.

Hintergrund Das Körpergewicht ist gleichmäßig auf Hände und Zehenspitzen verteilt. Dazu dehnen Sie die Fußsohle. Hierbei fördern Sie sowohl die Beweglichkeit als auch die Durchblutung des Fußes. Beschwerden an der Achillessehne, aber auch Senk-, Platt- und Spreizfuß-Fehlstellungen können damit verbessert werden.

Hilfsmittel Sollten Ihnen die Handgelenke Schmerzen bereiten, können Sie gerne eine Faust **(2)** oder lang gestreckte Finger machen und die Fingerkuppe in den Boden schieben.

Bei andauernden Schmerzen bei dieser Übung schafft ein Twinball Abhilfe. Führen Sie folgende Übung zusätzlich regelmäßig durch: Rollen Sie mit dem Ball über die empfindlichen Stellen, um Verklebungen aufzulösen.

Variationen Zu Beginn können Sie die Beine gebeugt lassen. **(3)**

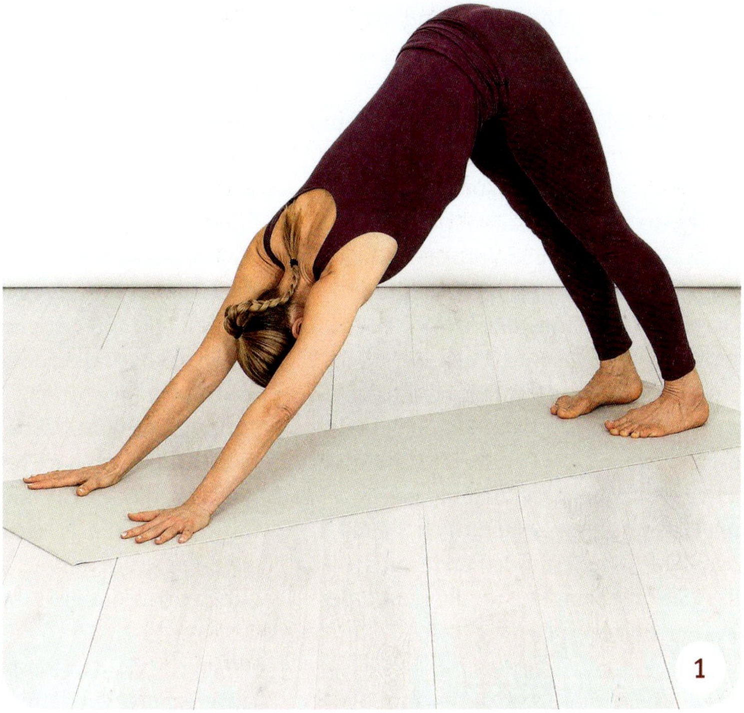

1

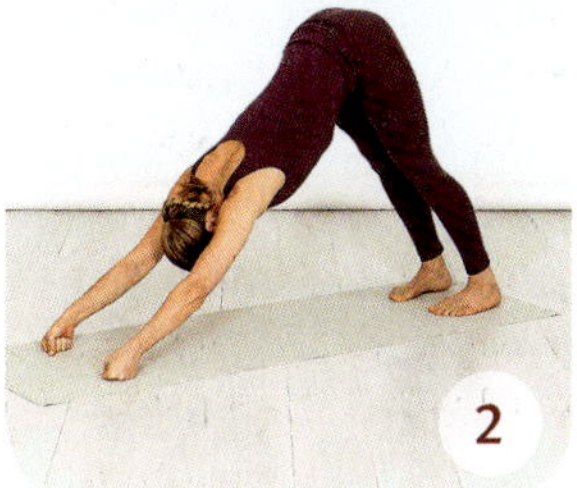

2

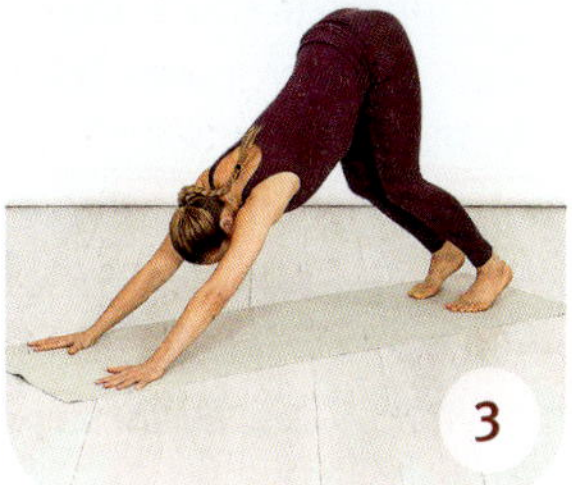

3

Heraufschauender Hund

Urdvhamukasvanasana

Ausgangsstellung Sie befinden sich im Vierfüßlerstand. Die Hände sind unter den Schultern, die Knie unter der Hüfte.

Ausführung Bei der nächsten Ausatmung beugen Sie Ihre Arme und senken Sie Ihren Brustkorb und Ihre Hüfte zum Boden ab. **(1)** Aus der Bauchlage aktivieren Sie Ihren Beckenboden und die Bauchmuskeln. Schieben Sie aus der Kraft des Rückens und Streckung der Arme die Schultern und den Brustkorb hoch. Bilden Sie ein leichtes Doppelkinn und einen langen Hals. Nur noch Hände und Fußrücken berühren den Boden. **(2)** Achten Sie bewusst auf die Streckung des gesamten Fußes und der Zehen. Üben Sie mit den Zehen Druck auf den Boden aus, sodass Sie eine Dehnung im oberen Vorderfuß verspüren.

Bandhas Die Füße sind aktiv, der Beckenboden und der Bauchnabel sind nach innen hochgezogen. Bilden Sie ein leichtes Doppelkinn und einen langen Hals. Geben Sie Kraft in die Hände.

Ziel Diese Übung fördert Beweglichkeit und Kraft in den Fußgelenken. Sowohl die Beweglichkeit im Fußrücken als auch die Mobilität der Zehen werden erweitert.

Drishti Ihr Blick ist ruhig auf einen Punkt nach vorne oder oben fixiert.

Kontraindiziert Bei einem Bandscheibenvorfall reduzieren Sie die Intensität der Übung.

Hintergrund Bei dieser Übung haben Sie die Möglichkeit, Ihre vordere Fußpartie sowie die betreffende Muskulatur zu dehnen und zu kräftigen. Diese Muskulatur ist auch für die Fußhebung beim Laufen mit verantwortlich. Beim Senkfuß ist sie unterentwickelt. Vor allem, wenn sie diese Übung mit dem herabschauenden Hund im Wechsel als kleinen Übungsfluss integrieren, erreichen Sie beste Ergebnisse aus dem Wechsel aus Anspannung und Dehnung.

Hilfsmittel Sollten Ihnen die Handgelenke Schmerzen bereiten, können Sie gerne eine Faust oder lang gestreckte Finger machen. Abhilfe schafft auch ein Twinball: Rollen Sie mit dem Ball über die empfindlichen Stellen, um Verklebungen aufzulösen.

Variationen Sie können im Fersensitz die Hände neben die Knie positionieren und die Knie hochschieben, indem Sie mit Kraft den Boden wegschieben. **(3)**

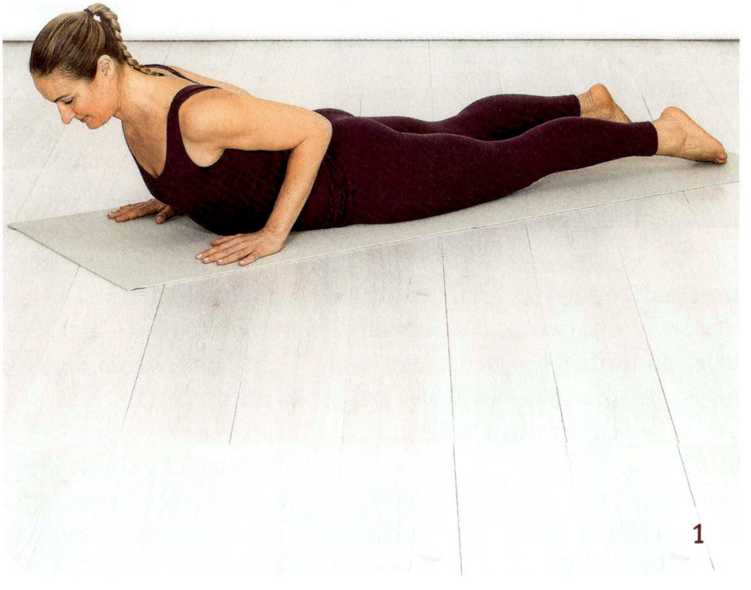

1

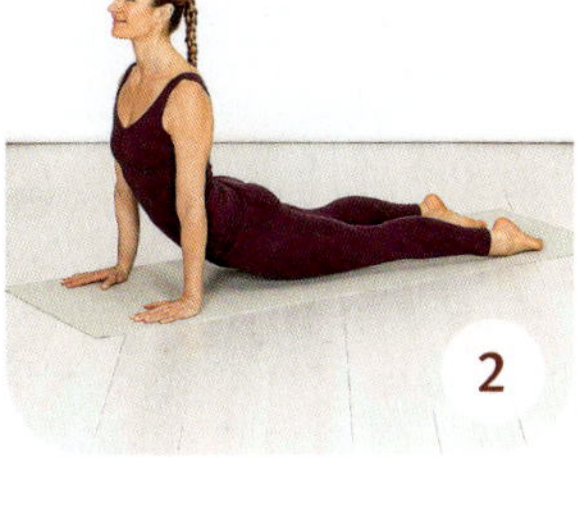

2

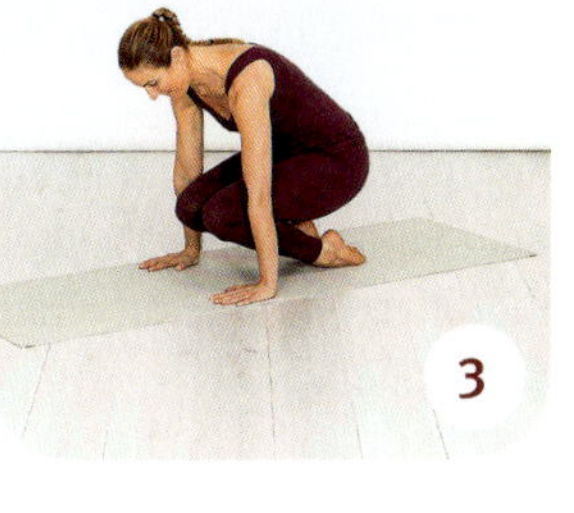

3

Zehensitz

Vadrasana

Ausgangsstellung Sie befinden sich im Vierfüßlerstand. Die Hände sind unter den Schultern, die Knie unter der Hüfte.

Ausführung Stellen Sie die Zehen auf den Boden ab. Bei der nächsten Ausatmung senken Sie die Hüfte auf den Fersen ab. Die Schultern befinden sich senkrecht über der Hüfte. Üben Sie mit ihrem Gewicht Druck auf die Zehen aus, sodass sie eine Dehnung in den Zehengelenken verspüren. **(1)**

Bandhas Die Füße sind aktiv, der Beckenboden und der Bauchnabel sind nach innen hochgezogen. Bilden Sie ein leichtes Doppelkinn und einen langen Hals. Geben Sie Kraft in die Hände.

Ziel Die Übung fördert Beweglichkeit und Kraft im Fußgelenk. Sowohl die Beweglichkeit der Fußsohle als auch die Mobilität der Zehen werden erweitert.

Drishti Ihr Blick ist ruhig auf einen Punkt nach vorne in die Weite fixiert.

Kontraindiziert Bei akuten Hüft-, Knie- oder Fußschmerzen sollten Sie die Übung modifizieren und auf einem Kissen oder Stuhl üben.

Hintergrund Orthesen sind Schuheinlagen. Diese stellen in der Regel eine passive Behandlung bei Fußfehlstellungen dar. So werden die Füße im Alltag in die gewünschte Form gebogen. Mit dieser Übung können Ihre Muskulatur, Sehnen und Bänder möglicherweise die richtigen Fußstellungen neu einspeichern. Sie üben beim Zehensitz aktiv durch ihr Gewicht Druck auf die vorderen Zehengelenke aus, um Ihre Muskulatur bewusst täglich zu aktivieren und zu dehnen.

Hilfsmittel Sie können bei Knieschmerzen auf einem Yogakissen oder einer Faszienrolle sitzen, um die Beugung zu reduzieren. **(2)**

Variationen Sie können zu Beginn die Hüfte oben lassen. **(3)** So reduzieren Sie das Gewicht auf der Fußsohle. Gerade wenn Sie feststellen, dass die Intensität zu hoch ist, reduzieren Sie ein wenig und steigen dann wieder ein, indem Sie die Hüfte absenken.

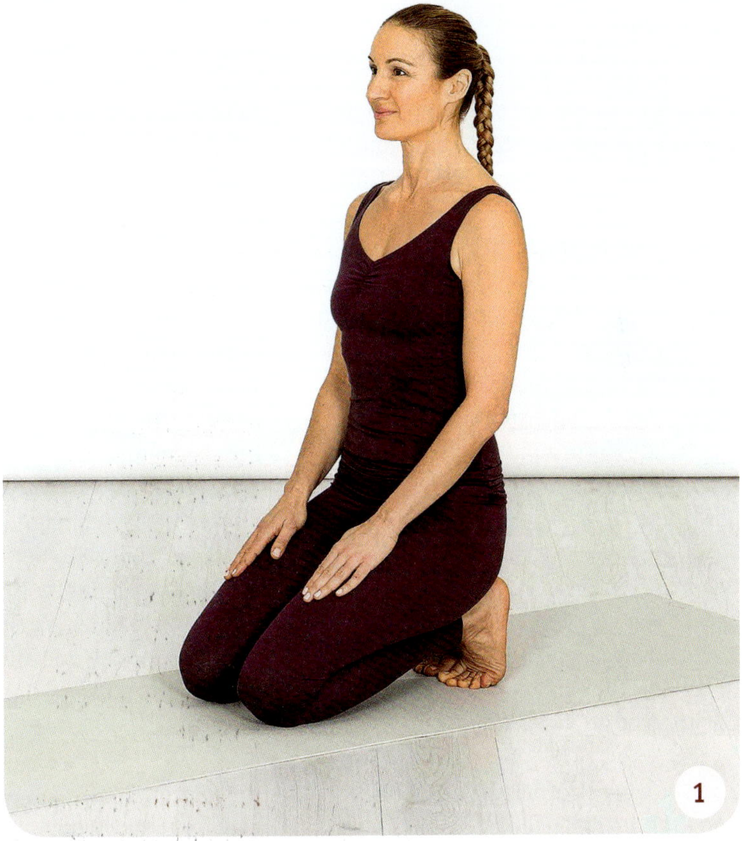
1

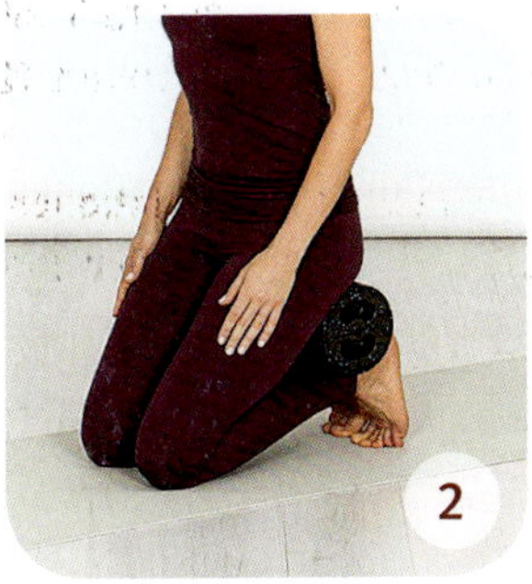
2

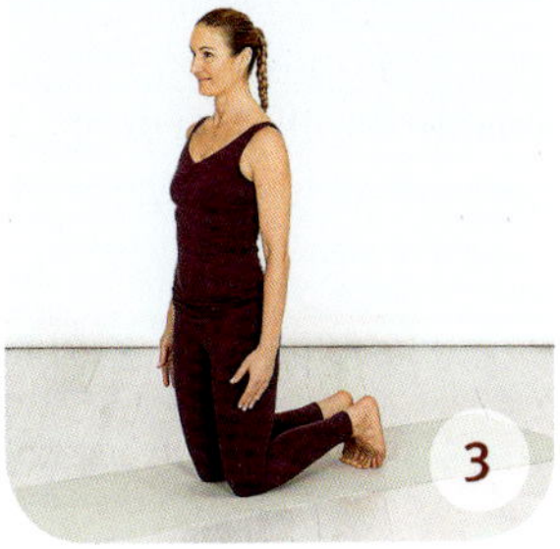
3

Fersensitz

Vajrasana

Ausgangsstellung Sie befinden sich im Vierfüßlerstand. Die Hände sind unter den Schultern, die Knie unter der Hüfte.

Ausführung Legen Sie beide Füße auf den Boden ab, sodass die Fußsohlen nach oben zeigen. Üben Sie mit den Zehenspitzen Druck auf den Boden aus, sodass sie eine Dehnung im oberen Vorderfuß verspüren. Bei der nächsten Ausatmung senken Sie die Hüfte auf die Fersen ab. Die Schultern befinden sich senkrecht über der Hüfte. **(1)**

Bandhas Die Füße sind aktiv, der Beckenboden und der Bauchnabel sind nach innen hochgezogen. Bilden Sie ein leichtes Doppelkinn und einen langen Hals. Geben Sie Kraft in die Hände.

Ziel Die Übung fördert Beweglichkeit und Kraft im Fußgelenk. Sowohl die Beweglichkeit im Fußrücken als auch die Mobilität der Zehen werden erweitert.

Drishti Ihr Blick ist ruhig auf einen Punkt nach vorne in die Weite fixiert.

Kontraindiziert Bei akuten Hüft-, Knie- oder Fußschmerzen sollten Sie die Übung modifizieren und auf einem Kissen oder Stuhl üben.

Hintergrund Bei dieser Übung dehnen Sie ihre vordere obere Fußpartie sowie die betreffende Muskulatur. Diese Muskulatur ist gerade bei Senkfußbeschwerden geschwächt. Schmerzen im Fußballen, die sogenannte Metatarsalgie, können verschiedene Ursachen haben wie Arthritis, schlechte Durchblutung, Nervenquetschungen zwischen den Zehen, Fehlhaltungen, Morbus Freiberg-Köhler, Nervenschädigungen im Fuß, Sesambeinentzündung und altersbedingter Verlust des Fettpolsters, das den Fußballen polstert.

Hilfsmittel Sie können bei Knieschmerzen auf einem Yogakissen oder einer Faszienrolle sitzen, um die Beugung zu reduzieren. **(2)**

Variationen Bringen Sie die Fersen auseinander und wieder zusammen.

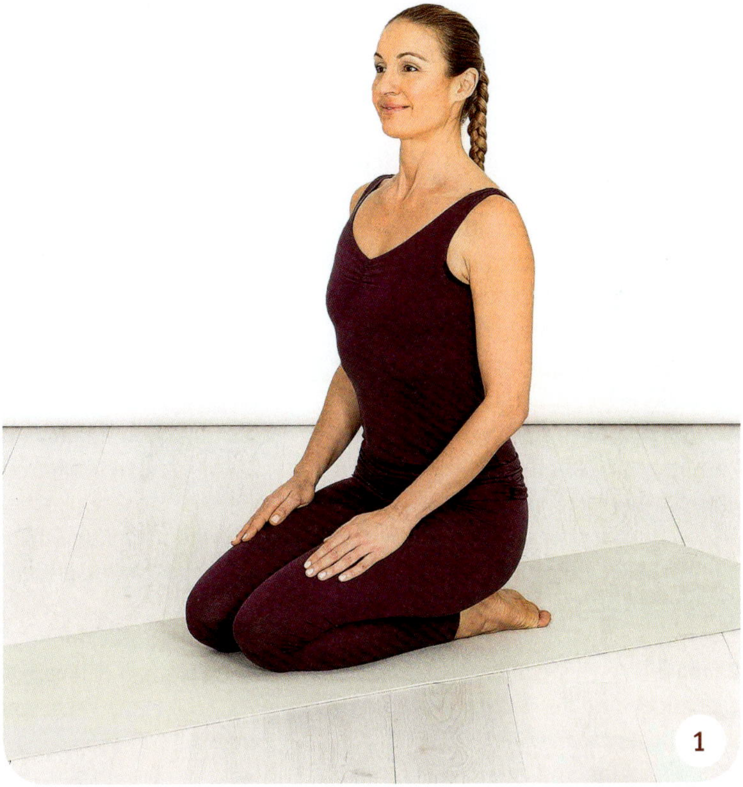

1

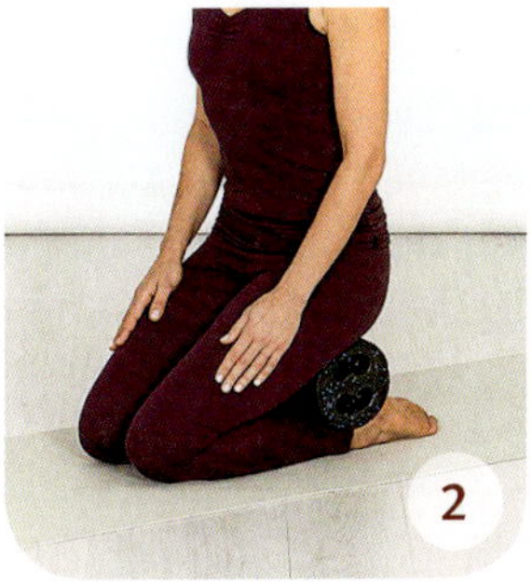

2

Klavier in Berghaltung

Ausgangsstellung Sie stehen aufrecht. Sie machen sich groß und wachsen innerlich über sich hinaus.

Ausführung Wachsen Sie aus dem Stand in die Höhe und balancieren Sie gleichmäßig auf den Füßen. Die Zehen sind lang gestreckt. Schieben Sie die Fußaußenkanten aktiv in den Boden. Schieben Sie alle Kuppen der Zehen in den Boden. Das Steißbein strahlt in Richtung Boden, die Schambeinknochen weisen nach vorne hoch. Der Brustkorb ist weit geöffnet, die Schultern tief. Die Krone strebt zum Himmel. Nun heben Sie die Zehen aktiv an und lassen Sie langgestreckt wieder sinken lassen, so als würden Sie damit Klavier spielen. Die Fußaußenkanten bleiben auf dem Boden. **(1)**

Bandhas Die Füße sind aktiv, der Beckenboden und der Bauchnabel sind nach innen hochgezogen. Bilden Sie ein leichtes Doppelkinn und einen langen Hals. Geben Sie Kraft in die Hände.

Ziel Die Ansteuerung der einzelnen Zehen wird geschult. Die Kraft der Fußsohlenmuskulatur wird aktiviert, was der Fußwölbung zu Gute kommt.

Drishti Ihr Blick ist ruhig auf einen Punkt nach vorne in die Weite fixiert.

Kontraindiziert Bei Schwindelgefühl können Sie sich gerne an eine Wand anlehnen.

Hintergrund Der Fersenschmerz rührt häufig von der Entzündung der Plantarfaszie, einem Strang aus Bindegewebe, her, der vom unteren Fersenbein zum Zehengrundgelenk führt. Das Bindegewebe zwischen Ferse und Fußballen kann geschädigt werden und schmerzen. Die Schmerzen an der unteren Ferse verstärken sich bei Gewichtsbelastung am Morgen und nach Ruhephasen. Wir stärken bei dieser Übung diese Partien gezielt.

Hilfsmittel Sie können mit den Zehenspitzen einen Ball zum Rollen bringen, ohne dabei die Ferse vom Boden zu bewegen.

Variationen Sie können entweder die Zehen einzeln anheben und absetzen oder dies synchron durchführen. **(2)**

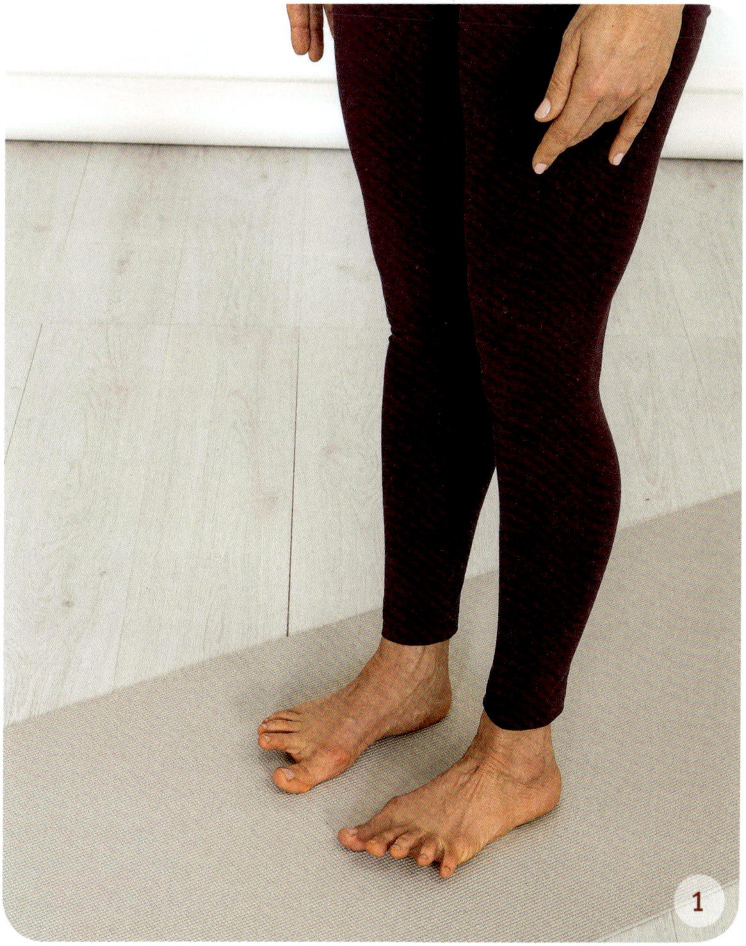
1

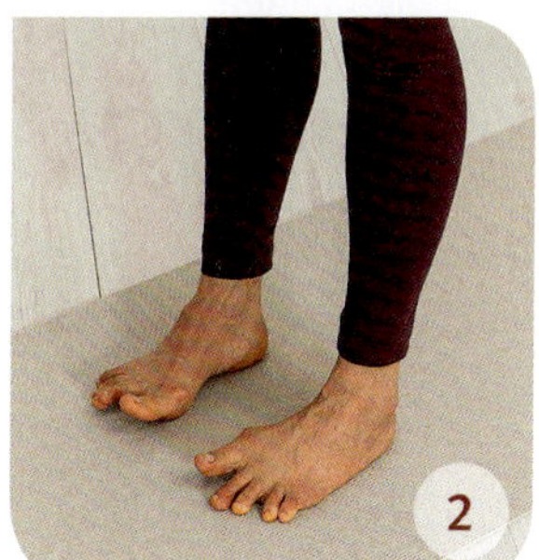
2

Hand-Zeh-Balance

Uttita Hasta Pada Gustasana

Ausgangsstellung Sie stehen aufrecht. Sie machen sich groß und wachsen innerlich über sich hinaus.

Ausführung Aus der Berghaltung heraus heben Sie das rechte Bein an. Die Zehen des linken Beins werden gefächert aktiv in den Boden geschoben. Heben Sie das rechte Bein an. Mit der rechten Hand halten die ersten drei Finger den großen Zeh. **(1)** Lassen Sie das Bein zunächst gebeugt **(2)** und erst, wenn Sie nach einer Weile etwas geübter sind, strecken Sie Ihr Bein.

Bandhas Die Füße sind aktiv, der Beckenboden und der Bauchnabel sind nach innen hochgezogen. Bilden Sie ein leichtes Doppelkinn und einen langen Hals. Geben Sie Kraft in die Hände.

Ziel Die Koordination der Muskeln der einzelnen Zehen wird geschult. Die Kraft der Fußsohlenmuskulatur wird aktiviert, was der Fußwölbung zugutekommt.

Drishti Ihr Blick ist auf einen nicht beweglichen Punkt nach vorne in die Weite fixiert.

Kontraindiziert Bei starkem Schwindelgefühl können Sie diese Übung an der Wand oder mit einem Stuhl zum Abstützen durchführen.

Hintergrund Sie stärken ihre Fußwölbung und ihre Plantarfaszien durch diese gesteigerte Balance-Übung mit jeweils einem Fuß. Durch ihre Verbindung vom Fersenbein zum Fußballen ist die Plantarfaszie am Gehen und Laufen beteiligt und sorgt für die Elastizität der Schritte. Ein Fersensporn oder Kalkaneussporn entsteht durch eine wiederholte Überlastung der entzündeten Faszie.

Hilfsmittel Wenn Sie nicht mit der Hand an Ihren Fuß kommen, können Sie gerne einen Yogagurt nehmen. **(3)** Kürzen Sie diesen mit der Zeit immer weiter, bis Sie keinen mehr benötigen.

Variationen Sie können das Bein entweder nach vorne oder zur Seite strecken.

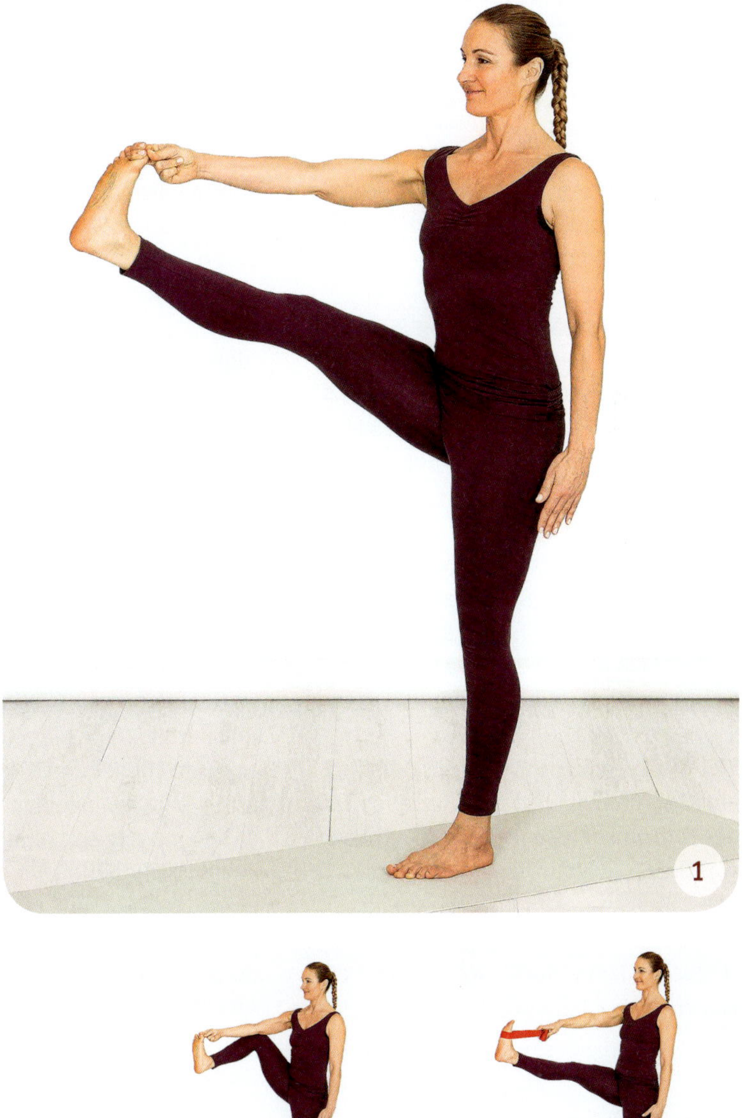

1

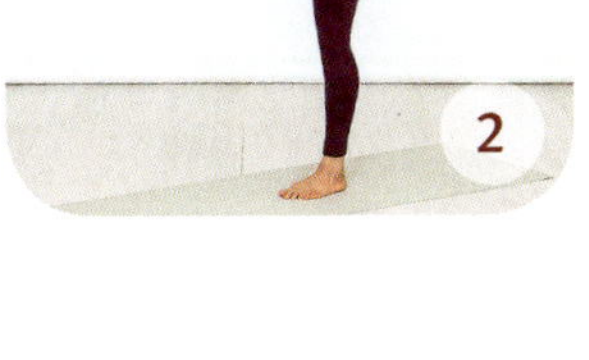

2

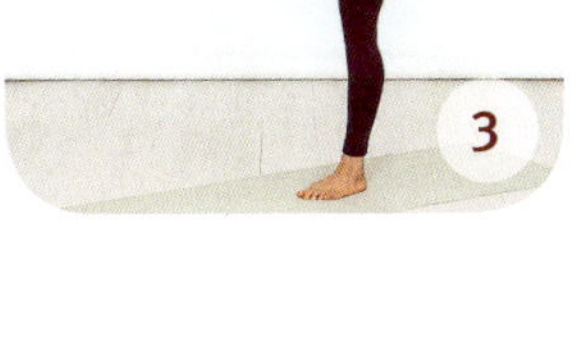

3

Hüftöffner in Balance

Ardha Utthita Hasta Padangusthasana

Ausgangsstellung Sie stehen aufrecht. Sie machen sich groß und wachsen innerlich über sich hinaus.

Ausführung Aus der Berghaltung heben Sie das rechte Bein gebeugt an. Schieben Sie die Zehen des linken Beins gefächert aktiv in den Boden. Mit der rechten Hand halten die ersten drei Finger den großen Zeh. **(1)**

Bandhas Die Füße sind aktiv, der Beckenboden und der Bauchnabel sind nach innen hochgezogen. Bilden Sie ein leichtes Doppelkinn und einen langen Hals. Geben Sie Kraft in die Hände.

Ziel Die Koordination der Muskeln der einzelnen Zehen wird geschult. Die Kraft der Fußsohlenmuskulatur wird aktiviert, was der Fußwölbung zugutekommt.

Drishti Ihr Blick ist auf einen nicht beweglichen Punkt nach vorne in die Weite fixiert.

Kontraindiziert Bei starkem Schwindelgefühl führen Sie diese Übung an der Wand oder mit einem Stuhl zum Abstützen durch.

Hintergrund Häufig entsteht durch wiederholte starke Belastung ein Riss in der Faszie. Die plantare Fasziitis ist eine der häufigsten Ursachen für Schmerzen in der Ferse. Bei dieser Übung wird durch die erhöhte Balance-Anforderung auf den jeweiligen Fuß die Muskulatur gestärkt. Durch die Anstrengung kommt es zudem zu einer guten Durchblutung. Sie stärken die Faszien im Fußgewölbe.

Hilfsmittel Wenn Sie nicht mit der Hand an Ihren Fuß kommen, können Sie gerne einen Yogagurt nehmen. **(2)** Kürzen Sie diesen mit der Zeit immer weiter, bis Sie keinen mehr benötigen.

Variationen Sie können das Bein entweder nach vorne oder zur Seite schieben. Alternativ können Sie Ihr Bein an der Kniekehle fassen. **(3)**

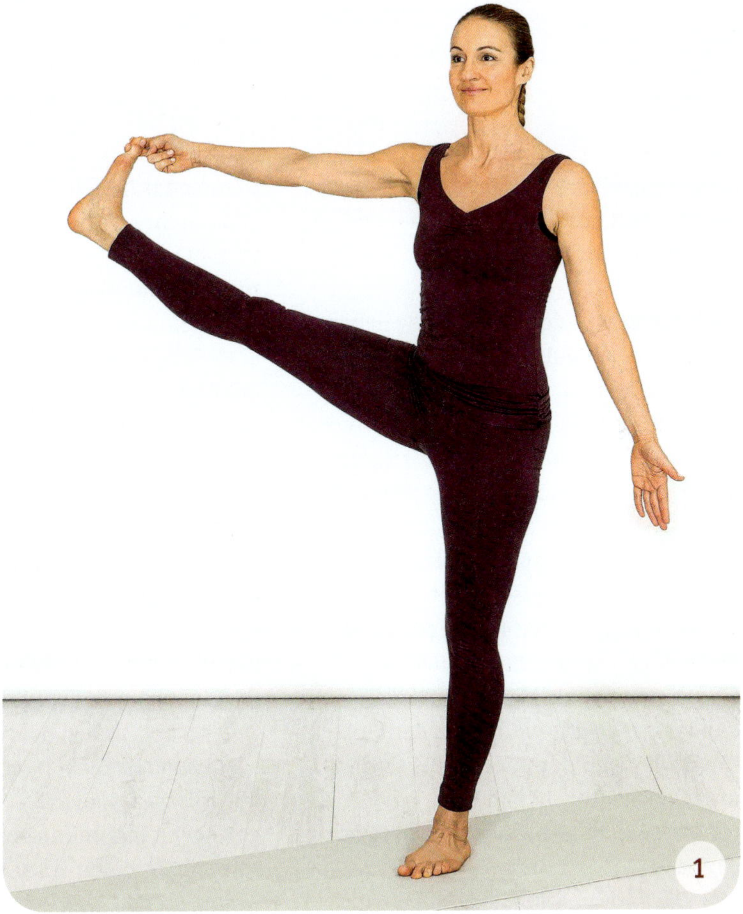
1

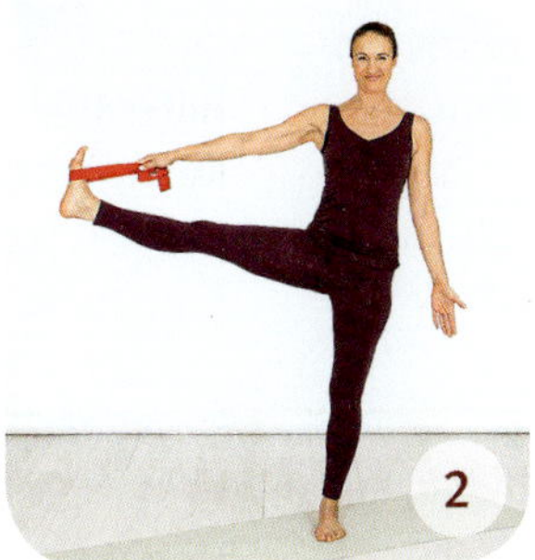
2

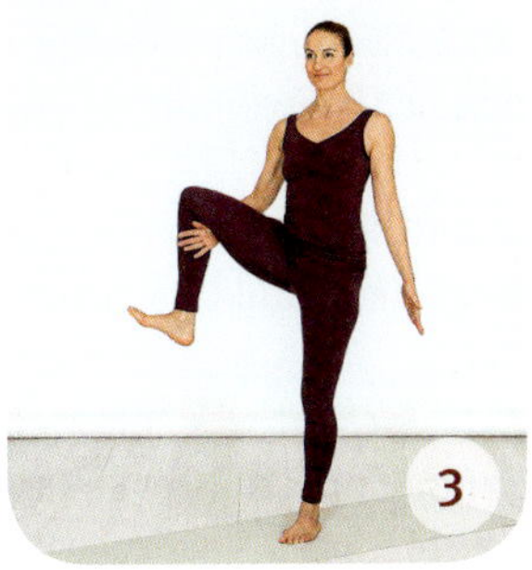
3

Baum

Vrsksana

Ausgangsstellung Sie stehen aufrecht. Sie machen sich groß und wachsen innerlich über sich hinaus.

Ausführung Aus der Berghaltung heben Sie das rechte Bein an. Die Zehen des linken Beins werden gefächert aktiv in den Boden geschoben. Die Fußsohle des rechten Beines bringen Sie entweder an die Fußinnenseite des Standbeins oder an die Wade. **(1)** Wenn Sie etwas geübter sind, können Sie die Fußsohle an der Innenseite des linken Oberschenkels positionieren. **(2)** Saugen Sie sich bewusst mit der Fußsohle an das Bein an.

Bandhas Die Füße sind aktiv, der Beckenboden und der Bauchnabel sind nach innen hochgezogen. Bilden Sie ein leichtes Doppelkinn und einen langen Hals.

Ziel Die Koordination der Muskeln der einzelnen Zehen wird geschult. Die Kraft der Fußsohlenmuskulatur wird aktiviert, was der Fußwölbung zugutekommt.

Drishti Ihr Blick ist auf einen nicht beweglichen Punkt nach vorne in die Weite fixiert.

Kontraindiziert Bei starkem Schwindelgefühl führen Sie diese Übung an der Wand oder mit einem Stuhl zum Abstützen durch.

Hintergrund Viele Beschwerden werden durch ein ungewöhnlich hohes oder flaches Fußgewölbe, straffe Wadenmuskeln oder eine straffe Achillessehne hervorgerufen. Bei einer sitzenden Lebensweise erhöht sich das Risiko für Beschwerden bei plötzlicher Steigerung der Aktivität oder dem Tragen weniger fester Schuhe, wie Sandalen oder Flip-Flops. Auch Läufer und Tänzer sind häufig betroffen, da die Faszien stark belastet werden, vor allem bei einer schlechten Fußhaltung. Bei Personen, die längere Zeit auf hartem Untergrund stehen oder gehen müssen, tritt ebenfalls recht häufig eine schmerzhafte Erkrankung auf. Die optimale ausgewogene Fußstellung ist Grundvoraussetzung für einen gesunden Fuß. Diese Übung sorgt durch Dehnung und Kräftigung für ein optimales Fußgewölbe.

Hilfsmittel Sie können mit dem Rücken an der Wand prüfen, ob Ihr Becken gerade ist. Ferse, Hüfte, Schulter, Hand und Knie sollten an der Wand sein.

Variationen Sie können das gebeugte Bein wie einen Pfeil nach vorne strahlen lassen. **(3)**

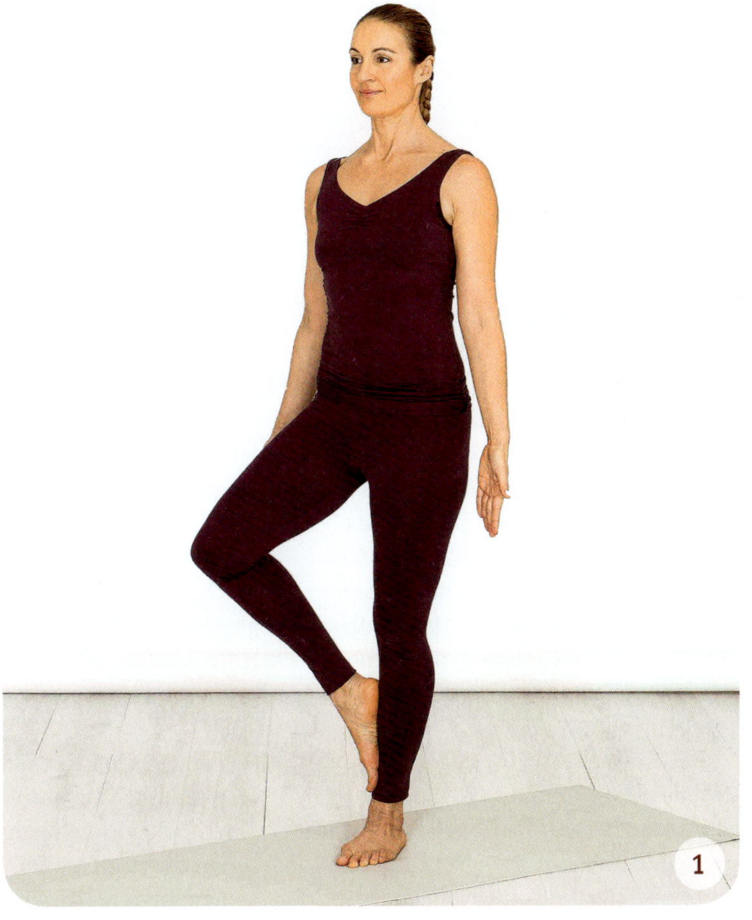

1

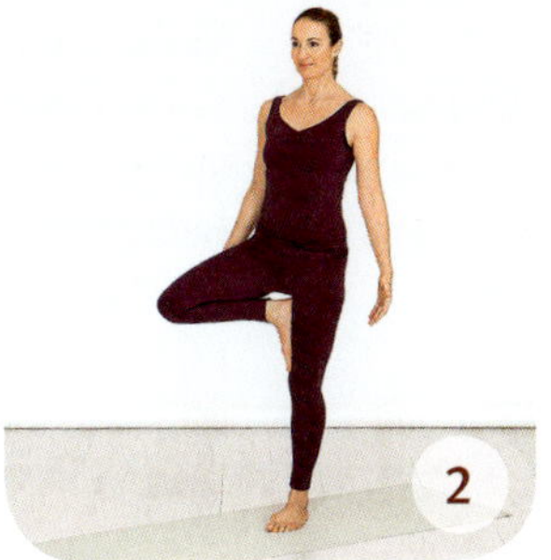

2

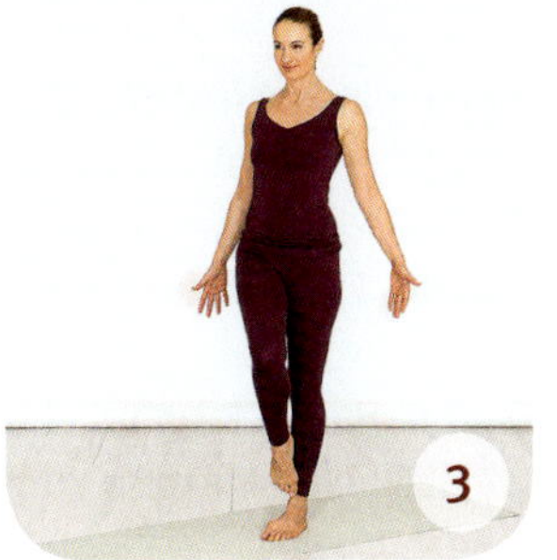

3

Tänzer

Natarajasana

Ausgangsstellung Sie stehen aufrecht. Sie machen sich groß und wachsen innerlich über sich hinaus.

Ausführung Aus der Berghaltung heben Sie das rechte Bein nach hinten an. Die Zehen des linken Beins werden gefächert aktiv in den Boden geschoben. Sie fassen Ihr rechtes Bein mit der rechten Hand am Fußrücken. Dabei wird Ihr Fuß bis zum Schienbein gedehnt. Die Knie lassen Sie zunächst kurz parallel. Eine Steigerung erreichen Sie durch das Schieben der Ferse vom Gesäß weg. Wenn möglich, beugen Sie das gehobene Bein bis zum rechten Winkel und lassen die Hüfte parallel. **(1)**

Bandhas Die Füße sind aktiv, der Beckenboden und der Bauchnabel sind nach innen hochgezogen. Bilden Sie ein leichtes Doppelkinn und einen langen Hals. Geben Sie Kraft in die Hände.

Ziel Die Koordination der Muskeln der einzelnen Zehen wird geschult. Die Kraft der Fußsohlenmuskulatur wird aktiviert, was der Fußwölbung zugutekommt.

Drishti Ihr Blick ist auf einen nicht beweglichen Punkt nach vorne in die Weite fixiert.

Kontraindiziert Bei starkem Schwindelgefühl führen Sie diese Übung an der Wand oder mit einem Stuhl zum Abstützen durch.

Hintergrund Um die Faszie zu entlasten, kann man kürzere Schritte machen und aktiv barfuß gehen. So wird die Fußsohlenmuskulatur aktiviert. Aktivitäten wie Joggen, die eine Stoßbelastung des Fußes darstellen, sollten mit Yogaübungen ausgeglichen werden, damit das Fundament der ausgewogenen Kraft in der Fußsohle gegeben ist. Das Dehnen der Waden- und Fußmuskulatur beschleunigt die Heilung bei Beschwerden.

Hilfsmittel Wenn Sie nicht mit der Hand an Ihren Fuß kommen, können Sie gerne einen Yogagurt nehmen. Kürzen Sie diesen mit der Zeit immer weiter, bis Sie keinen mehr benötigen. **(2)**

Variationen Sie können die Ferse am Gesäß lassen und die Knie parallel zu einander ausrichten. Wichtig ist dabei, den Beckenboden aktiv zu lassen und den Bauchnaben nach innen hochzuziehen. **(3)**

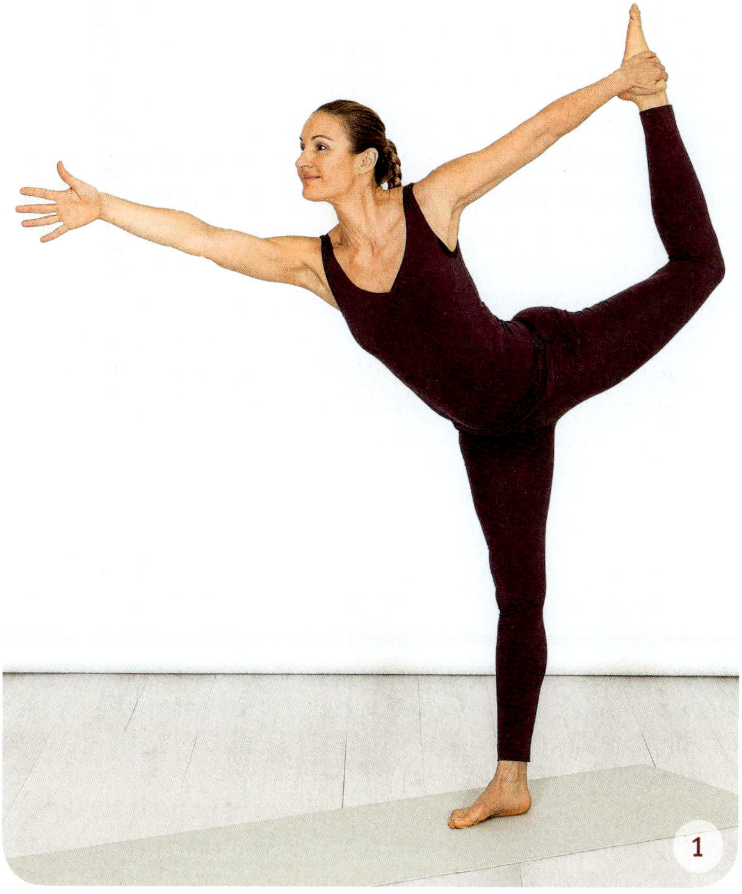
1

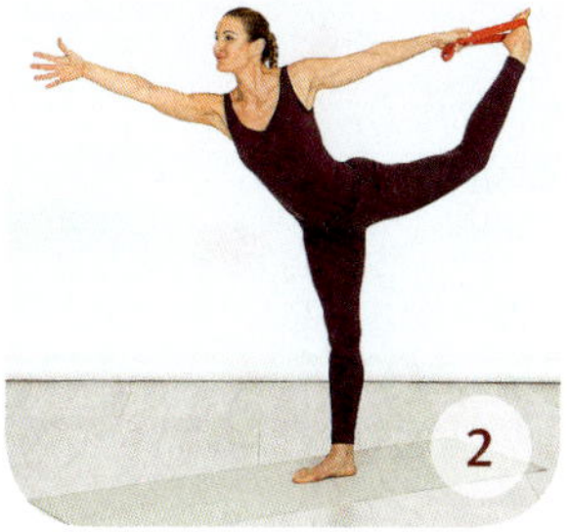
2

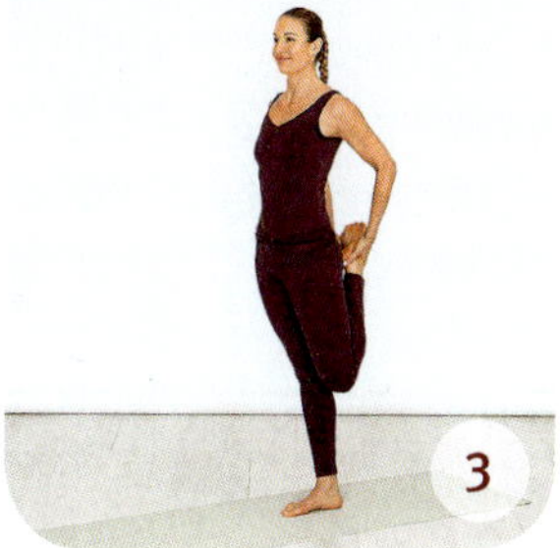
3

Mönch

Ardh Garudasana

Ausgangsstellung Sie stehen aufrecht. Sie machen sich groß und wachsen innerlich über sich hinaus.

Ausführung Aus der Berghaltung das rechte Bein nach vorne anheben. Die Zehen des linken Beins werden gefächert aktiv in den Boden geschoben. Beugen Sie das Standbein langsam. Setzen Sie den rechten Fuß auf dem linken Oberschenkel ab. Winkeln Sie die Knie nach außen. Senken Sie die Hüfte ab, als wollten Sie sich auf einen Stuhl absetzen. **(1)**

Bandhas Die Füße sind aktiv, der Beckenboden und der Bauchnabel sind nach innen hochgezogen. Bilden Sie ein leichtes Doppelkinn und einen langen Hals. Geben Sie Kraft in die Hände.

Ziel Die Koordination der Muskeln der einzelnen Zehen wird geschult. Die Kraft der Fußsohlenmuskulatur wird aktiviert, was der Fußwölbung zugute kommt.

Drishti Ihr Blick ist auf einen nicht beweglichen Punkt nach vorne in die Weite fixiert.

Kontraindiziert Bei starkem Schwindelgefühl führen Sie diese Übung an der Wand oder mit einem Stuhl zum Abstützen durch. **(2)**

Hintergrund Bei dieser Übung ist die Anforderung an die Muskulatur durch das Halten des Gleichgewichts erhöht. Damit wird eine größere Wirkung erzielt. So kann zum Beispiel einer Plantarfibromatose, einer gutartigen Wucherung des Bindegewebes in der Fußsohle, entgegengewirkt werden. Hierbei bilden sich Beulen an der Fußsohle, die am deutlichsten hervortreten, wenn die große Zehe nach hinten und der Fuß nach oben zum Bein gebogen wird.

Variationen Sie können Ihren Fuß entweder hoch bis zur Hüftbeuge positionieren oder ganz unten am Standbein. Dabei beugen Sie sich in die Tiefe. **(3)**

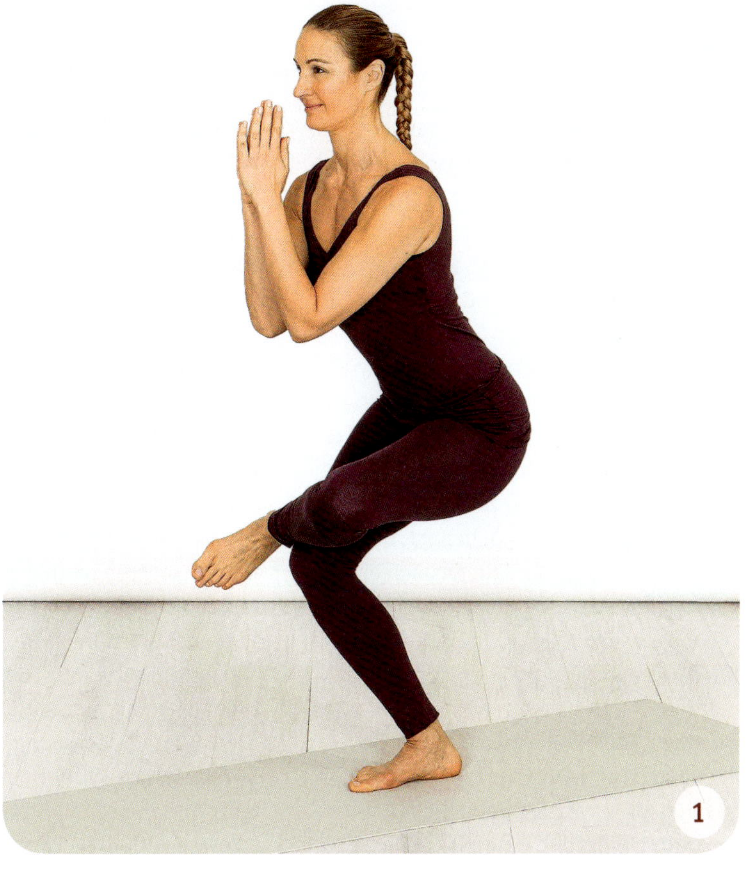
1

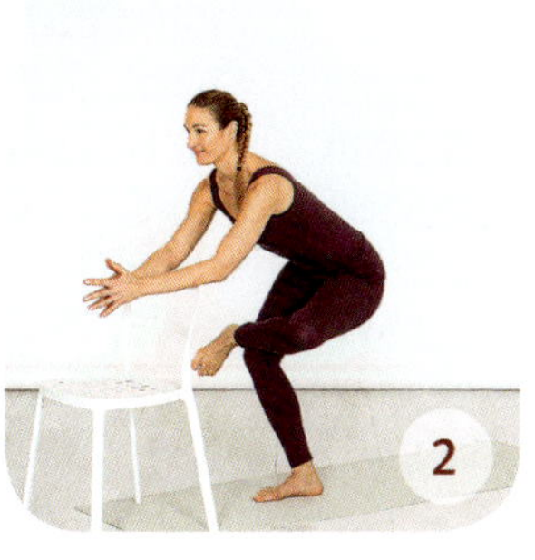
2

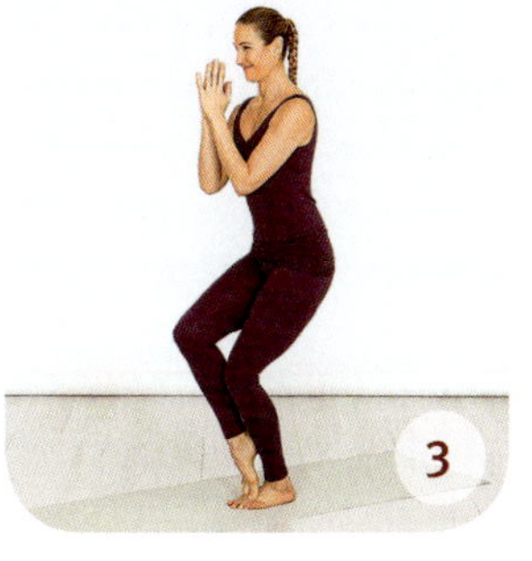
3

Hocke

Malasana

Ausgangsstellung Sie stehen aufrecht. Sie machen sich groß und wachsen innerlich über sich hinaus.

Ausführung Aus der Berghaltung senken Sie bei der Ausatmung die Hüfte nach hinten, als wollten Sie sich auf einen Stuhl setzen. Wenn Sie eine Steigerung wollen, können Sie die Hüfte so tief absenken, dass sie zwischen den Füßen abtaucht. Ziel ist es hierbei, die gesamte Fußsohle am Boden zu lassen. **(1)** Wenn dies zu Beginn nicht möglich ist, heben Sie die Fersen an. Pendeln Sie sich achtsam in diese Haltung ein, mit dem Wissen, dass es bei jeder Einheit einfacher wird.

Bandhas Die Füße sind aktiv, der Beckenboden und der Bauchnabel sind nach innen hochgezogen. Bilden Sie ein leichtes Doppelkinn und einen langen Hals. Geben Sie Kraft in die Hände.

Ziel Die Koordination der Muskeln der einzelnen Zehen wird geschult. Die Kraft der Fußsohlenmuskulatur wird aktiviert, was der Fußwölbung zugutekommt.

Drishti Ihr Blick ist auf einen nicht beweglichen Punkt nach vorne in die Weite fixiert.

Kontraindiziert Bei akuten Knie- oder Fußschmerzen sollten Sie auf diese Übung verzichten.

Hintergrund Bei der Sesambeinentzündung, sprich der Sesamoiditis, treten an den Sesambeinen, zwei kleinen Knochen unter dem Mittelfußkopf an der Kontaktstelle zur großen Zehe, Schmerzen auf. Eine Veränderung der Fußstruktur kann manchmal die Position der Sesambeine verändern und Schmerzen verursachen. Die Sesambeinentzündung tritt vor allem bei Tänzern, Joggern, Menschen mit hohem Fußgewölbe und Trägern von Schuhen mit sehr hohen Absätzen auf. Viele Menschen mit einem Ballenzeh leiden an einer Sesambeinentzündung. Sie können die Wirkung der Übung durch leichtes Verlagern des Körpergewichts nach vorne oder hinten gezielt einsetzen, um die gestresste Fußpartie zu stärken.

Hilfsmittel Wenn die Ferse zu Beginn nicht am Boden bleibt, können Sie ein gefaltetes Handtuch unter der Ferse positionieren und dies mit der Zeit verkleinern. **(2)**

Variationen Sie können die Beine weiter als hüftbreit geöffnet lassen. **(3)**

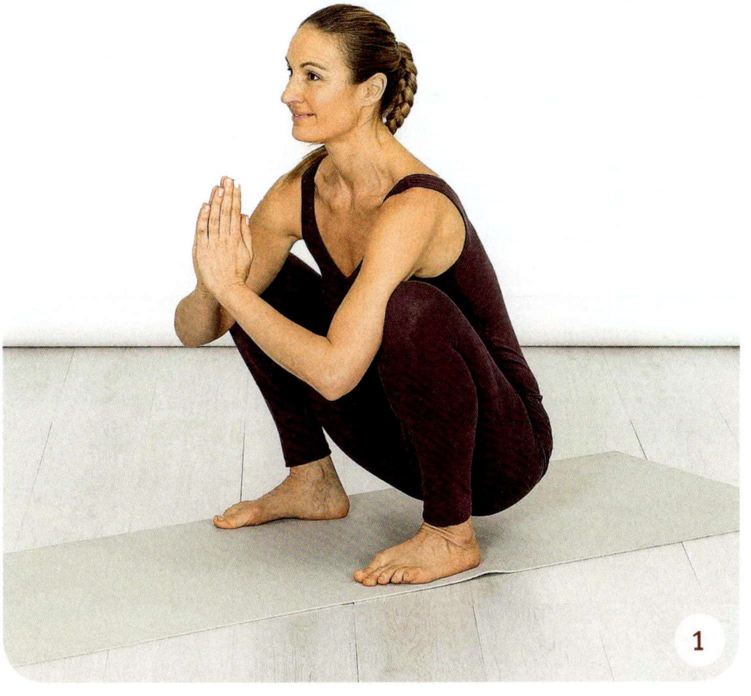

1

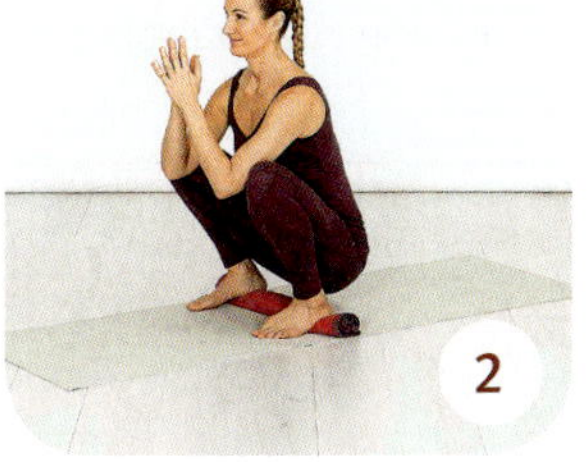

2

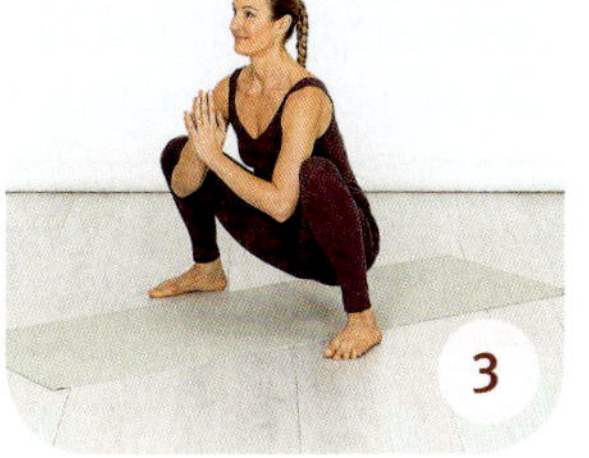

3

Stocksitz

Dandasana

Ausgangsstellung Sie befinden Sich in der sitzenden Position.

Ausführung Die Beine werden nach vorne ausgestreckt. Halten Sie den Rücken lang, als würden Sie Ihren Rücken an einer Wand anlehnen. Die Handflächen schieben aktiv den Boden weg. Die Zehen sind zum Himmel gestreckt. **(1)**

Bandhas Die Füße sind aktiv, der Beckenboden und der Bauchnabel sind nach innen hochgezogen. Bilden Sie ein leichtes Doppelkinn und einen langen Hals. Geben Sie Kraft in die Hände.

Ziel Die Kraft und die Beweglichkeit bis in die kleinste Zehe wird aktiviert.

Drishti Sie können mit Ihrem Blick entweder die Füße oder Ihr Schienbein fixieren.

Kontraindiziert Bei einem Bandscheibenvorfall modifizieren Sie die Übung bitte. Beachten Sie Ihre Atmung. Wenn Sie die Luft anhalten, signalisiert Ihr Körper, dass er überlastet wird. Dann reduzieren Sie einfach die Intensität der Übung bzw. den Reiz.

Hintergrund Der hintere Schienbeinnerv führt hinten an der Wade entlang durch einen Faserkanal zur Ferse und von dort in die Fußsohle. Ist das Gewebe, das diesen Nerv umgibt, entzündet, kann es anschwellen, auf den Nerv drücken (Nervenkompression) und Schmerzen verursachen. Beim Tarsaltunnelsyndrom treten Schmerzen in Fußgelenk, Fuß und manchmal in den Zehen auf. Zu den Symptomen gehört ein brennender oder kribbelnder Schmerz, der beim Gehen oder dem Tragen bestimmter Schuhe auftritt. Durch das gezielte Schieben der Zehen nach oben werden die Fußsohlen und die Ferse gedehnt.

Hilfsmittel Wenn Sie Ihren Rücken nicht gerade halten können, nehmen Sie zu Beginn einen Keil unter die Hüfte. Hierfür hilft eine gerollte Yogamatte oder ein gefaltetes Handtuch.

Variationen Mobilisieren Sie Ihr Fußgelenk. Ziehen Sie die Zehen in Richtung Bauchnabel und kreisen sie damit langsam nach außen, dann nach innen. **(2)** Sofern es die Beweglichkeit erlaubt, fassen Sie den großen Zeh mit den ersten drei Fingern und schieben Sie mit den Ellenbogen nach außen gedreht den lang gestreckten Rumpf nach vorne.

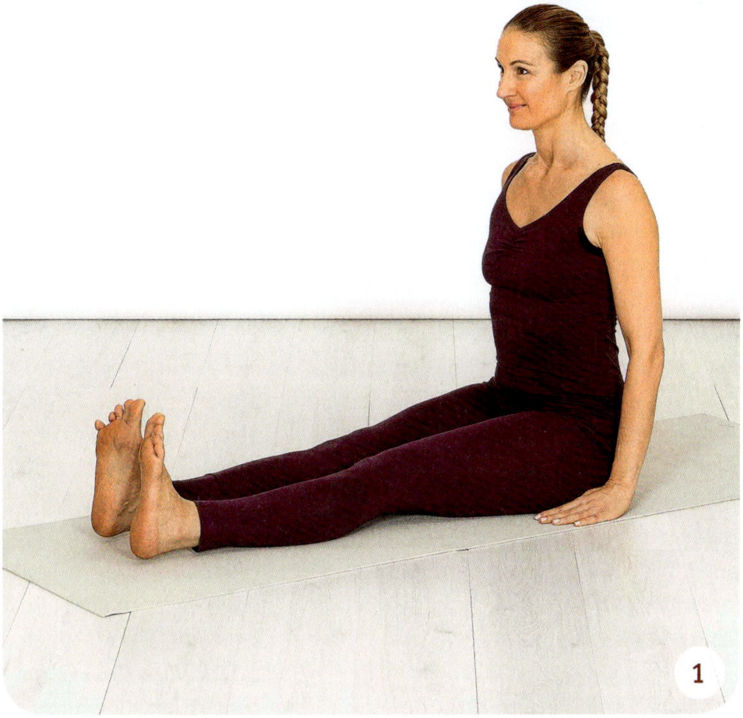
1

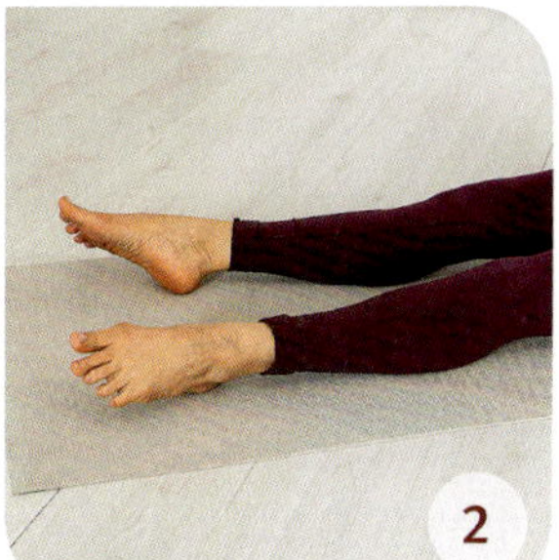
2

Sitzende Vorbeuge

Paschimottanasana

Ausgangsstellung Sie befinden Sich in der sitzenden Position.

Ausführung Strecken Sie Ihre Beine nach vorne aus. Strecken Sie die Zehen zum Himmel oder ziehen Sie sie in Richtung Bauchnabel. **(1)** Interessant ist es auch, die Füße zu strecken, um den Unterschied in dieser Haltung bewusst wahrzunehmen. Jede dieser Optionen hat ihre Berechtigung. Variieren Sie ruhig ein wenig und üben Sie öfters die Variante, die Ihnen am schwersten fällt. Halten Sie den Rücken lang, als würden Sie sich an einer Wand anlehnen. Mit den Handflächen schieben Sie aktiv den Boden weg. Strecken Sie beim Einatmen die Arme nach oben über den Kopf und beim Ausatmen lassen Sie den Rumpf nach vorne über die Oberschenkel fallen.

Bandhas Die Füße sind aktiv, der Beckenboden und der Bauchnabel sind nach innen hochgezogen. Bilden Sie ein leichtes Doppelkinn und einen langen Hals. Geben Sie Kraft in die Hände.

Ziel Sie fördern die Beweglichkeit der gesamten Körperrückseite.

Drishti Sie können mit Ihrem Blick entweder Füße oder Schienbein fixieren.

Kontraindiziert Bei einem Bandscheibenvorfall modifizieren Sie die Übung bitte.

Hintergrund Beim Tarsaltunnelsyndrom treten Schmerzen in Fußgelenk, Fuß und manchmal in den Zehen auf. Der hintere Schienbeinnerv führt hinten an der Wade entlang durch einen Faserkanal zur Ferse und von dort in die Fußsohle. Ist das Gewebe entzündet, das diesen Nerv umgibt, kann es anschwellen und auf den Nerv drücken (Nervenkompression). Aus diesem Grund mobilisieren wir das Fußende. Durch das gezielte Anziehen der Zehen werden die Fußsohlen und die Ferse gezielt gedehnt.

Hilfsmittel Wenn Sie mit den Händen noch nicht an die Füße kommen, können Sie einen Yogagurt nehmen, um sich daran mit dem Rumpf nach vorne in Richtung Oberschenkel zu ziehen. **(2)** Wenn es Ihnen schwerfällt, gerade zu sitzen, können Sie sich mit einem Keil unter der Hüfte unterstützen. Sie können entweder eine gerollte Yogamatte oder ein gefaltetes Handtuch unter der Hüfte positionieren. **(3)**

Variationen Zu Beginn können Sie gerne die Beine beugen. **(3)**

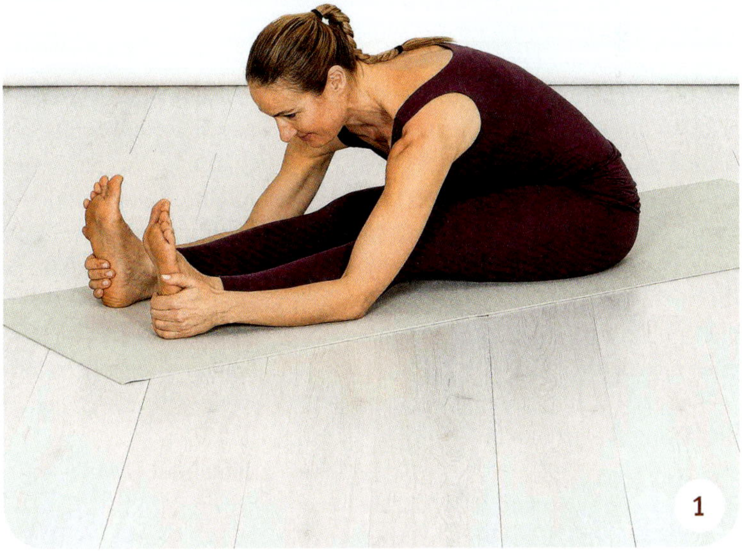

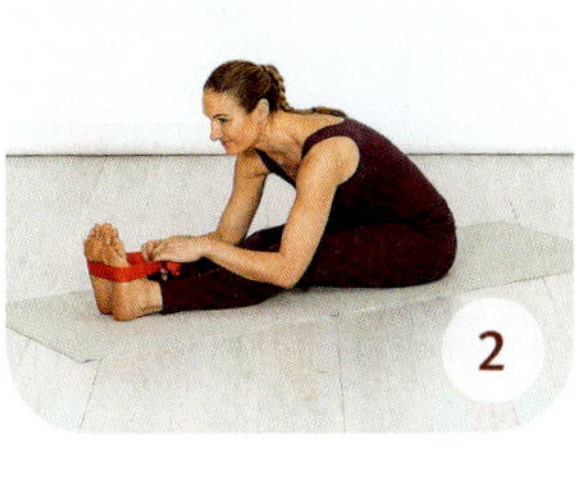

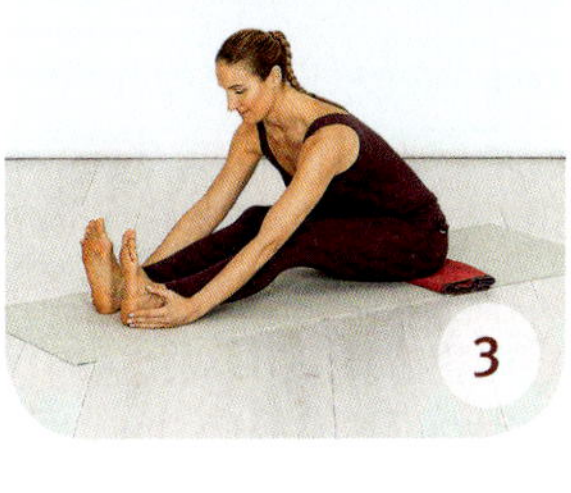

Schneidersitz

Sukhasana

Ausgangsstellung Sie befinden sich in der sitzenden Position.

Ausführung Setzen Sie sich in den Schneidersitz. Der Fuß ist im rechten Winkel. Fassen Sie mit beiden Händen ihren Fuß, mit einer Hand das Sprunggelenk von vorn, mit der anderen die Ferse von hinten. Geben Sie nun mit beiden Händen sanften gleichbleibenden Zug in Richtung der Verlängerung des Unterschenkels. Ihre Hände vermitteln dem Sprunggelenk die anatomische Drehrichtung. Ihr Unterschenkel dreht leicht nach innen, die Ferse dagegen nach außen. Wählen Sie eine Intensität, die für Sie noch angenehm ist. **(1)** Wechseln Sie anschließend die Beinseite und führen Sie die Übung erneut durch.

Bandhas Die Füße sind aktiv, der Beckenboden und der Bauchnabel sind nach innen hochgezogen. Bilden Sie ein leichtes Doppelkinn und einen langen Hals. Geben Sie Kraft in die Hände.

Ziel Diese Übung dient der Zentrierung und Zugentlastung der Sprunggelenke und entspannt die Beinmuskulatur.

Drishti Der Blick ist liebevoll auf den jeweiligen fokussierten Fuß gerichtet.

Kontraindiziert Bei akuten Hüft-, Knie- oder Fußschmerzen sollten Sie die Übung modifizieren und vielleicht auf einem Kissen oder einem Stuhl üben. **(2)**

Hintergrund Die Tibialis-posterior-Tendinose ist ein Verschleiß der Sehne, die hinter dem Fußgelenk und um dessen Innenseite verläuft. Diese Sehne hält das normale Fußgewölbe aufrecht. Die Tibialis-posterior-Tendinose wird in der Regel durch eine ständige starke Belastung aufgrund einer Fehlbewegung des Fußgelenks verursacht. In den meisten Fällen ist das Fußgewölbe flach und der Fuß neigt sich beim Gehen nach außen. An den Knöcheln treten unterschiedlich starke Schmerzen auf.

Hilfsmittel Sie können auf einem Yogakissen sitzen.

Variationen Alternativ können Sie nur ein Bein beugen und massieren, dann wechseln Sie das Bein. **(3)** Achten Sie dabei immer auf eine gerade Haltung. Oder noch eine Variation: Sie umfassen mit einer Hand Ihren Vorfuß, mit der anderen die Ferse. Drehen Sie die Ferse nach außen und den Vorfuß nach innen; beim Plattfuß spannen Sie die Fußsohle an.

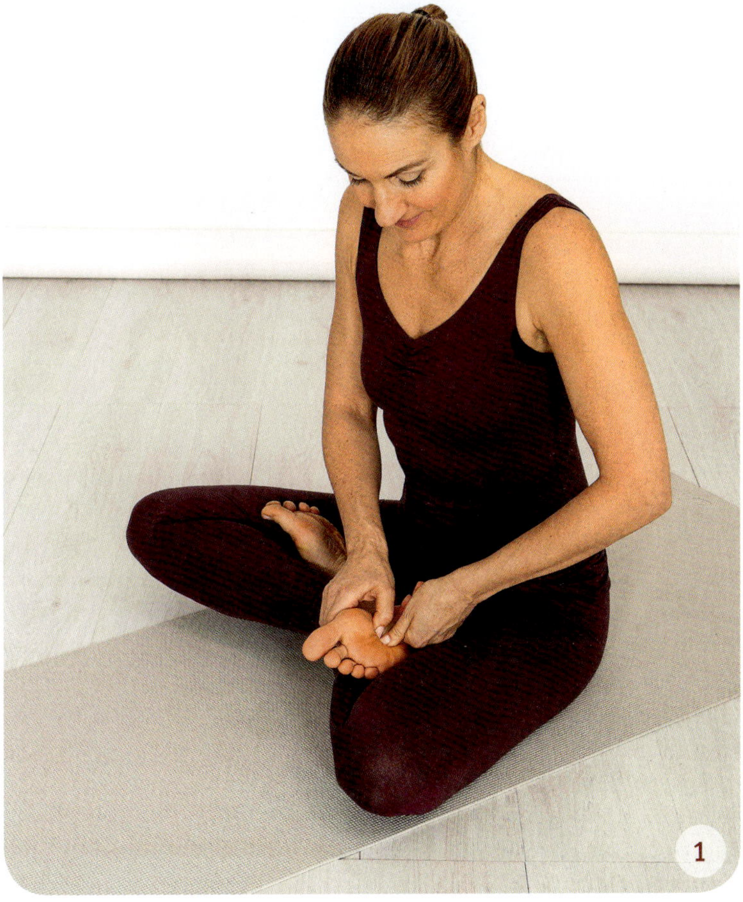

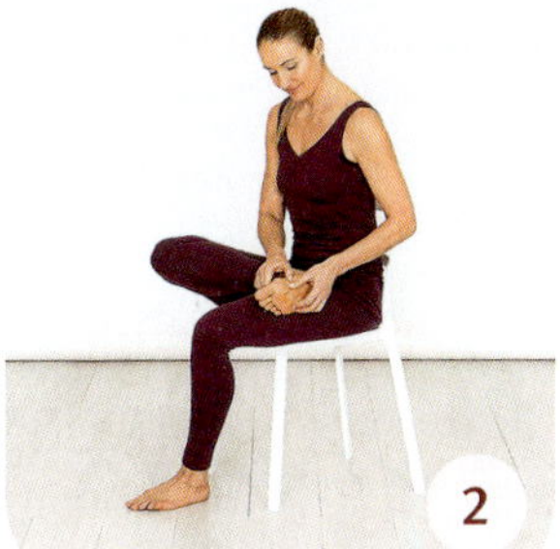

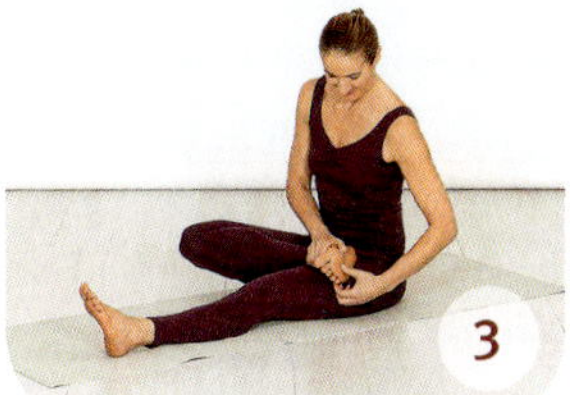

Meditation für die Füße

Diese Meditation verringert den Druck zwischen Groß- und Kleinzehenballen. Sie hebt die Keilbeine, stärkt das Längs- und das Quergewölbe und hilft, Schmerzen in der Fußsohle zu lindern.

Für die eigene Schmerzfreiheit im gesamten Körper ist eine präzise Ausrichtung, eine bewusst gute Haltung sehr wichtig. Durch die Yogapraxis sensibilisieren wir unser Bewusstsein für die optimale Ausrichtung, um diese später auf den Alltag zu übertragen. Somit gelingt es uns, die Gesundheit im gesamten System zu erhalten. Dies ermöglicht ein gesundes Üben, die optimale Ausrichtung der Gelenke und es verhindert Verletzungen. Um ein Bewusstsein auf den Körper zu übertragen, beginnen wir im Geist. Dafür ist die meditative Einstimmung schon zu Beginn von großer Bedeutung. Dort wird der Samen für den Erfolg gelegt, der sich auf die Praxis überträgt.

Sie werden merken, es ist zu Beginn eine Herausforderung, die Aufmerksamkeit und den Geist so lange auf eine Thematik zu binden. Wenn Sie Ihren Fokus auf etwas richten, kann heilende Energie dorthin fließen. Visualisieren Sie die Leichtigkeit und Gesundheit der Füße und des Körpers. Nehmen Sie Ihre Visualisierung als Samen wahr, um dies in jeder einzelnen Zelles Ihres Körpers zu manifestieren und auf die Muskeln und Sehnen und Organe zu übertragen.

Ausgangsstellung Sie stehen im Tadasana, der Berghaltung (Seite 44). Balancieren Sie gleichmäßig auf den Füßen. Die Zehen sind lang gestreckt. Schieben Sie alle Zehenkuppen in den Boden. Der zweite Zeh befindet sich in einer Linie mit der Mitte der Ferse, die Linie geht weiter über das Schienbein hinauf in das Knie- und ins Hüftgelenk. Stellen Sie sich beide Füße gleichzeitig vor. Lassen Sie die Atmung fließen.

10 Atemzüge Basisatmung Bei der Einatmung hebt sich das Quer- und Längsgewölbe, bei der Ausatmung verstärken Sie den Kontakt zur Erde. Bleiben Sie 10 Atemzüge bewusst in diesem Fluss.

10 Atemzüge Variation 1 Mit der nächsten Einatmung heben Sie in Gedanken den Fuß zwischen dem zweiten und dritten Kleinzehengrundgelenk an und atmen in Ihrer Vorstellung weiter ein bis zur Großzehe. Beim Ausatmen atmen Sie durch das Großzehengrundgelenk und zwischen das zweite und dritte Kleinzehengrundgelenk wieder aus.

Beginnen Sie nun, mit dem Einatmen zwischen dem zweiten und dritten Kleinzehengrundgelenk zu heben, und atmen Sie weiter ein bis zur fünften Kleinzehe. Beim Ausatmen atmen Sie durch das fünfte Kleinzehengrundgelenk und zwischen das zweite und dritte Kleinzehengrundgelenk wieder aus.

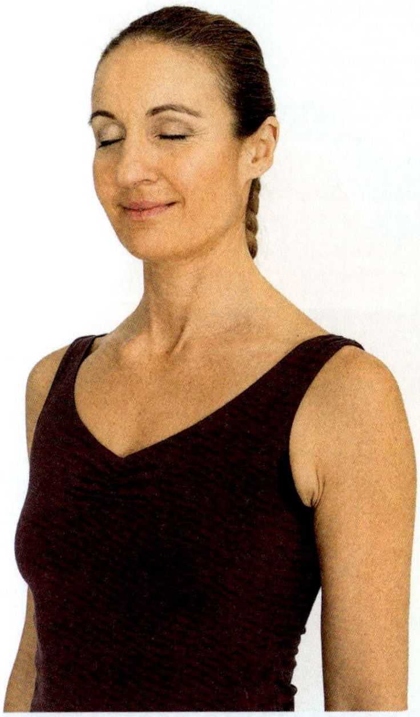

10 Atemzüge Basis und Variation 1 Atmen Sie durch die Mitte zwischen dem zweiten und dritten Kleinzehengrundgelenk ein, durch das Großzehengrundgelenk und das fünfte Kleinzehengrundgelenk gleichzeitig wieder aus.

10 Atemzüge Variation 2 Atmen Sie von der Fußsohle durch die Keilbeine nach oben ein. Atmen Sie durch den Großzehenballen wieder aus. Das Grundgelenk bleibt unten.

10 Atemzüge Variation 3 Atmen Sie von der Fußsohle durch die Keilbeine nach oben ein. Atmen Sie durch den Kleinzehenballen wieder aus. Das Grundgelenk bleibt unten.

10 Atemzüge Variation 4 Atmen Sie von der Fußsohle durch die Keilbeine nach oben ein. Atmen Sie zu zur Fußinnenkante unterhalb des Innenknöchels wieder aus.

10 Atemzüge Variation 5 Atmen Sie von der Fußaußenkante unterhalb des Außenknöchels ein. Atmen Sie zur Fußaußenkante unterhalb des Außenknöchels wieder aus.

10 Atemzüge Variation 6 Atmen Sie durch die Keilbeine ein, durch Groß-, Kleinzehenballen und durch die Innen- und Außenferse gleichzeitig aus.

Service

Weiterführende Literatur

Biesenbach S. Myofasciale Schmerzsyndrome. Deutsche Gesellschaft für Muskuloskeletale Medizin (DGMSM) e. V. http://www.dgmsm-ev.de

Clampett C, Peal A. Therapeutic Yoga Training Manual. 2015

Earls J. Born to Walk. Meyer & Meyer 2015

Fucci S, Benigni M, Fornasari V. Sportanatomie des Bewegungsapparates. Ullstein Medical 1997

Gehrke Th. Sportanatomie. Rowohlt 1999

Heß B, Heß M. Individuelle Yogapraxis. Hatha-Yoga mit speziellen Übungen für Yogaübende mit gesundheitlichen Einschränkungen. Via Nova 2017

IFAA. Yoga und Faszien. Ausbildungsunterlagen

Keil D. Functional Anatomy of Yoga. A guide for practicioners and teachers. Lotus Publishing 2014

Kempf H-D, Schmitt E, Geue B. et al. Die neue Rückenschule. Das Praxisbuch. Springer 2014

Larsen C, van Lessen T., Hager-Forstenlechner E. Medical Yoga professional. Spiraldynamik trifft Hatha-Yoga. Thieme 2015

Rittiner R. Das große Yoga-Therapiebuch. Yogapraxis für die Gesundheit und einen klaren Geist. Via Nova 2009

Rittiner R. Heilmethode Nadi-Muskeltherapie. Verspannungen, Schmerzen und Blockaden lösen durch ganzheitliche Behandlungsprogramme und Yogatherapie. Via Nova 2016

Schleip R, Baker A. Faszien in Sport und Alltag. Riva 2015

Slomka G. Faszien in Bewegung. Meyer & Meyer 2015

Wilke J et al. What is Evidence-Based About Myofascial Chains: Asystematic Review. Archives of Physical Medicine and Rehabilitation, 2016; 97:454–61

Wilke J. Die Bedeutung myofaszialer Ketten für das Bewegungssystem unter besonderer Berücksichtigung des mechanischen Krafttransfers. Inauguraldissertation; Johann-Wolfgang-Goethe-Universität, Frankfurt am Main, 2016

Danksagung

Wichtig ist es, im Leben das eigene Gleichgewicht zu finden. Nicht zu viel Training, nicht zu viel Essen und so weiter. In meinem Leben gibt es einen Bereich, wo ich dieses Gleichgewicht nicht halten kann. Das ist meine Arbeit, da mache ich ganz bestimmt zu viel. Dies kommt daher, dass ich sie liebe. Es hat mir unglaublich viel Freude bereitet, dieses Buch zu schreiben und es langsam und kontinuierlich wachsen zu sehen. Dieses Buch hätte nicht verwirklicht werden können ohne die Ermutigung und Hilfe meiner Familie, Freunde, Kunden, Auftraggeber und Kollegen.

Danke auch an alle meine Personal-Training-Kunden, Fitness-Kursteilnehmer und Patienten. Die Zusammenarbeit mit Ihnen hat mich zu diesem Buch sehr inspiriert.

Stichwortverzeichnis

Bibliografische Information der Deutschen Nationalbibliothek
Die Deutsche Nationalbibliothek verzeichnet diese Publikation in der Deutschen Nationalbibliografie; detaillierte bibliografische Daten sind im Internet über http://dnb.d-nb.de abrufbar.

Programmplanung: Celestina Filbrandt
Projektmanagement: Anja Bippus
Redaktion: Sabine Klonk, Stuttgart
Bildredaktion: Christoph Frick

Umschlaggestaltung und Layout: CYCLUS Visuelle Kommunikation, Stuttgart

Bildnachweis:
Umschlagfoto: Holger Münch, Stuttgart
Fotos im Innenteil: Holger Münch, Stuttgart
Autorenfoto S. 2: Atelier Foto Greif
Zeichnungen: Nina Tiefenbach, Berlin
Die abgebildeten Personen haben in keiner Weise etwas mit den Krankheiten zu tun.

1. Auflage 2019

Printed in Germany

Satz: Fotosatz Buck, Kumhausen
Gesetzt in Adobe InDesign CS6
Repro: LUDWIG:media GmbH, Zell am See (Österreich)
Druck: AZ Druck und Datentechnik GmbH, Kempten

Gedruckt auf chlorfrei gebleichtem Papier

ISBN 978-3-432-10969-5

Auch erhältlich als E-Book:
eISBN (ePub) 978-3-432-10970-1

1 2 3 4 5 6